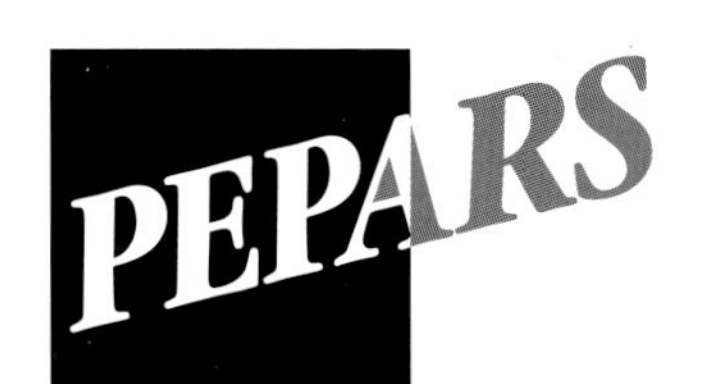

【ペパーズ】
編集企画にあたって

私が形成外科医を志した20年程前，マイクロサージャリーはまさに形成外科の花形でした．マイクロサージャリーを用いた新しい手術方法が次々と開発され，それまでは治療するのが困難だった症例に光明が見えるようになりました．他科では微小血管吻合を行うことができなかったため，外科や耳鼻咽喉科，整形外科，泌尿器科など多くの診療科から手術協力を依頼され，形成外科医は頼りにされるようになりました．その後，血管吻合手技や手術器械，縫合糸などの開発により，マイクロサージャリーは格段の進歩を遂げ，広く普及して，限られた術者だけによる特殊な手術ではなくなりました．

第60回日本形成外科学会総会・学術集会の理事長講演「形成外科の今後を考える」の中で，細川　亙先生が「形成外科は対象とする臓器・器官が決まっていないファジーな診療科である」と述べておられました．その臓器を担当する診療科を差し置いて，形成外科医が手術を行うことが妥当であると認めてもらうためにはその臓器の担当診療科よりも優れた結果を出さなければならないということです．一般的な手術となったマイクロサージャリーは，将来的には他科でも安全に行うことができるようになり，他科からの協力依頼は減ってくるのかもしれません．しかし，マイクロサージャリーも完成されて，これ以上は進歩の余地がないという領域では決してありません．新しい知識や技術が開発され続けており，このマイクロサージャリーの進歩は他科で治療できなかったり，治療したがらなかったりする難しい症例を救う最後の砦として形成外科が発展していくための大きな力になると思います．

本書はPEPARS No. 69「イチから始めるマイクロサージャリー」(2012年9月)の発展編・応用編であり，マイクロサージャリーの革新的な進歩に挑んでおられる先生方に執筆を依頼させていただきました．武田　睦先生には血管吻合の開存率を向上させるための工夫について解説していただき，橋川和信先生には血管吻合に使用されている手術器械・材料について，ご経験に基づいた解説をお願いしました．そして，血管吻合のポイントとピットフォールについては，切断指再接着術を長谷川健二郎先生，頭頸部再建を佐々木　薫先生，乳房再建を島田賢一先生，四肢再建を橋本一郎先生に担当していただきました．リンパ管吻合に関しては，原　尚子先生にリンパ管細静脈吻合術を，山本　匠先生にリンパ節移植術をご解説いただきました．また，垣淵正男先生には神経縫合法，神経移植に関する手術手技についてご解説いただきました．さらに，神経縫合のトピックスとして神経再生誘導チューブを用いた神経再建術を取り上げ，村田景一先生に解説していただきました．

最後になりましたが，今回の編集企画をお許しいただきました編集顧問・主幹の先生方，そしてご多忙中にもかかわらずご自身の貴重な経験やコツを丁寧にご解説いただきました著者の先生方に心から感謝申し上げます．

2017年7月

稲川喜一

KEY WORDS INDEX

和文

欧文

WRITERS FILE

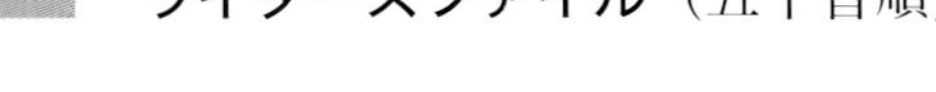

ライターズファイル（五十音順）

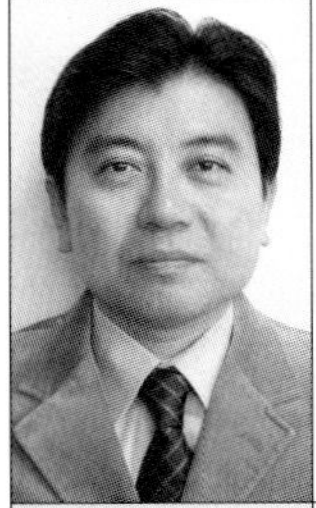

稲川　喜一
（いながわ　きいち）

1991年　筑波大学医学専門学群卒業
1993年　国立水戸病院整形外科
1993年　鳥取県立中央病院形成外科
1994年　川崎医科大学形成外科，臨床助手
1997年　同，講師
2009年　岡山大学大学院修了
2009年　川崎医科大学形成外科，講師
2010年　同，教授

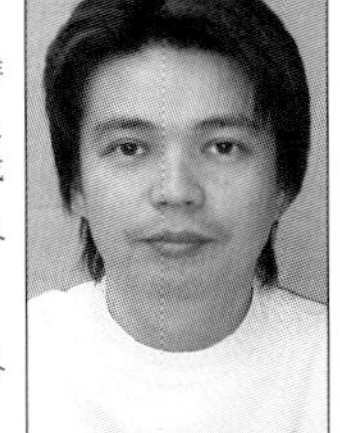

武田　睦
（たけだ　あつし）

1995年　秋田大学卒業
雄勝中央病院外科
1997年　東北大学形成外科入局
1998年　竹田綜合病院形成外科
2001年　東北大学形成外科，助手
2002年　平鹿総合病院形成外科，科長
2007年　東北大学形成外科，助教
2015年　東北公済病院形成外科，部長

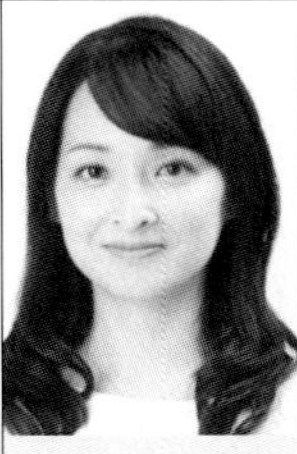

原　尚子
（はら　ひさこ）

2007年　九州大学卒業
2007年　同大学病院，初期研修
2009年　東京大学形成外科，専門研修医
2013年　同大学形成外科，助教
2016年　済生会川口総合病院リンパ外科・再建外科
東京大学医学博士号
リンパ浮腫療法士

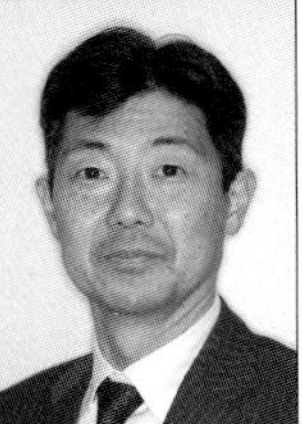

垣淵　正男
（かきぶち　まさお）

1986年　大阪大学卒業
1986年　同大学皮膚科（形成診療班）入局
1989年　大阪府立成人病センター耳鼻咽喉科
1990年　東京警察病院形成外科
1993年　大阪大学皮膚科（形成外科診療班），助手
1996年　兵庫医科大学耳鼻咽喉科（形成外科診療班），助手
2001年　同，講師
2005年　同，助教授
2005年　兵庫医科大学形成外科，教授

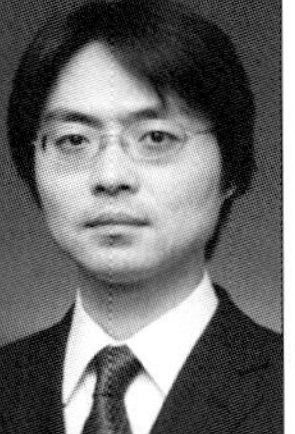

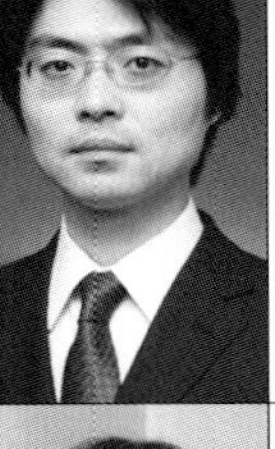

橋川　和信
（はしかわ　かずのぶ）

1997年　神戸大学卒業
同大学形成外科入局
2000年　東京大学形成外科
2001年　武蔵野赤十字病院形成外科
2003年　神戸大学形成外科
2006年　同大学大学院修了
同大学形成外科，臨床助手
2007年　同，助教
2012年　同，准教授

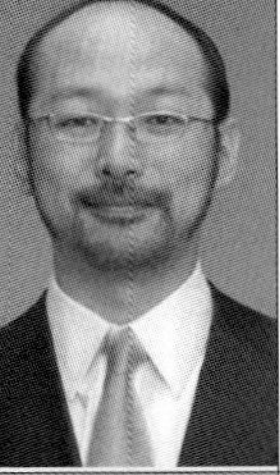

村田　景一
（むらた　けいいち）

1991年　奈良県立医科大学卒業
2002～04年　アメリカ Louisville, Kleinert Institute, research and clinical fellow
2004年　奈良県立医科大学，救急科
2009年　同大学整形外科，助教
2013年　同，講師
2013年　市立奈良病院四肢外傷センター，部長
奈良県立医科大学，非常勤講師（兼任）
2014年　同大学，臨床教授（兼任）
2015年　市立奈良病院四肢外傷センター，センター長

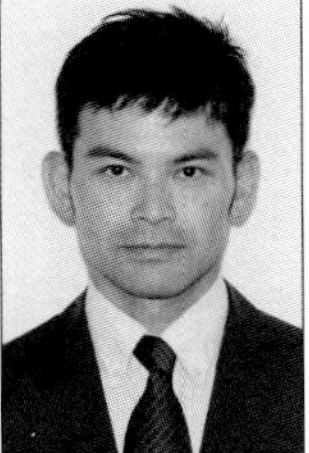

佐々木　薫
（ささき　かおる）

2001年　筑波大学医学専門学群卒業
2001年　同大学附属病院外科，医員（研修医）
2003年　同大学形成外科入局
いわき市立総合磐城共立病院形成外科
2004年　筑波大学附属病院形成外科
2004年　独立行政法人国立病院機構水戸医療センター整形外科
2005年　水戸済生会総合病院形成外科
2006年　筑波大学附属病院形成外科
2007年　防衛医科大学校病院形成外科，助教
2010年　筑波大学附属病院形成外科，講師

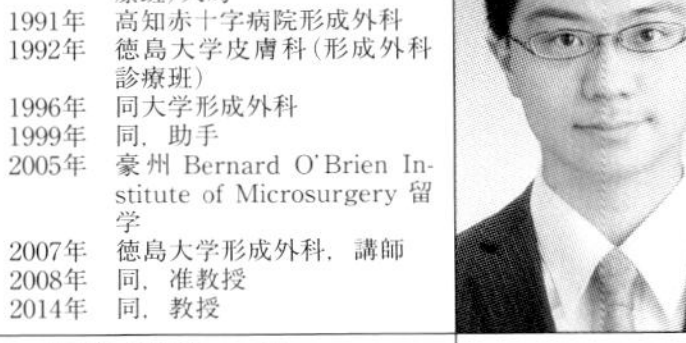

橋本　一郎
（はしもと　いちろう）

1988年　徳島大学卒業
同大学皮膚科（形成外科診療班）入局
1991年　高知赤十字病院形成外科
1992年　徳島大学皮膚科（形成外科診療班）
1996年　同大学形成外科
1999年　同，助手
2005年　豪州 Bernard O'Brien Institute of Microsurgery 留学
2007年　徳島大学形成外科，講師
2008年　同，准教授
2014年　同，教授

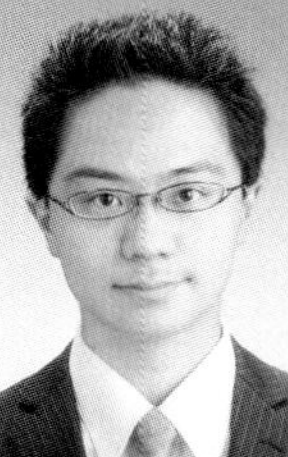

山本　匠
（やまもと　たくみ）

2007年　東京大学卒業
虎の門病院外科レジデント
2009年　東京大学医学部附属病院形成外科，専門研修医
2010年　同，医員
2011年　International Society of Lymphology, Young Lymphologist Asia Officer
2012年　東京大学医学部附属病院形成外科，助教
2014年　同，入院診療担当副科長
2015年　東京都立墨東病院形成外科
International Society of Lymphology, Auditor
2017年　国立国際医療研究センター形成外科，診療科長

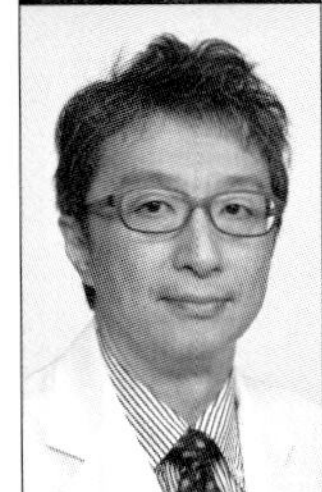

島田　賢一
（しまだ　けんいち）

1993年　富山医科薬科大学卒業
金沢医科大学形成外科入局
1994年　市立礪波総合病院形成外科
1996年　金沢医科大学形成外科，助手
2001年　石川県立中央病院形成外科
2002年　金沢医科大学形成外科，助手
2007年　同，講師
2010年　同，准教授
2017年　同，教授

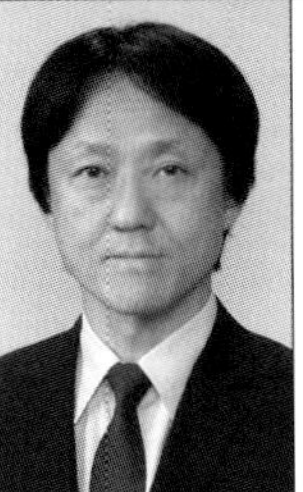

長谷川健二郎
（はせがわ　けんじろう）

1985年　川崎医科大学卒業
同大学整形外科入局
1996年　同大学大学院修了
同大学整形外科，講師
1998年　シンガポール国立大学留学
1999年　川崎医科大学整形外科，講師
2006年　岡山大学形成外科，講師
2013年　同，准教授
2014年　川崎医科大学整形外科，准教授
2015年　同大学手外科・再建整形外科，特任教授

CONTENTS

Step up！マイクロサージャリー
—血管・リンパ管吻合，神経縫合応用編—

編集／川崎医科大学教授　稲川喜一

血管吻合法の工夫—成功の秘訣—……武田　睦ほか　**1**

血管吻合成功の３つの秘訣は，① 血管壁が損傷しないように操作し，② 内腔に外膜が入り込まないように吻合し，③ 術中に生じるテクニカルエラーを検出し，見逃さないことである．

手術器械・材料へのこだわり……橋川和信　**8**

マイクロサージャリーで用いる手術器械・材料の選択は，誰でも比較的容易に最適化を図ることが可能なため，大いにこだわる価値がある．

切断指再接着における血管吻合のコツ
—両端針付きナイロン縫合糸を用いた Untied Stay Suture 法—……長谷川健二郎　**18**

狭い術野で血管吻合を行う指の再接着において，90° の回転範囲で全周が縫合できる Untied Stay Suture 法は有用である．特に外径 0.3～0.5 mm 以下の超微小血管吻合を必要とする指尖部再接着においては，両端針付きナイロン縫合糸を用いた Untied Stay Suture 法は必須の方法となってきている．

頭頸部再建における血管吻合のコツ……佐々木　薫ほか　**28**

頭頸部再建の吻合血管の選択，血管茎の配置，術野外の準備，口径差の解消，時間配分について述べる．

乳房再建における血管吻合のコツ……島田賢一　**37**

乳房再建における血管吻合のコツとして，術前検査と吻合血管の選択，血管吻合法，皮弁内血管吻合の適応と方法など乳房再建における血管吻合に際してのポイントについて述べた．

四肢再建における血管吻合のコツ……橋本一郎　**46**

四肢，特に下肢の再建で遊離皮弁を成功させるためには，患者の病態や患部の状態に応じて血管評価後に適切な吻合血管を選び，動静脈の状態に応じて適切な吻合方法を行うことが肝要である．

◆編集顧問／栗原邦弘　中島龍夫
　　　　　　百束比古　光嶋　勲
◆編集主幹／上田晃一　大慈弥裕之

【ペパーズ】
PEPARS No.128/2017.8◆目次

リンパ管静脈吻合術(LVA)の超一流を目指す―10,000 時間の法則―……………原　尚子ほか　**53**
　LVA を成功させるためには，吻合技術をみがくのはもちろんであるが，手術に向かうまでの術前検査や，術者側の準備を調えることが非常に大切である．超一流のリンパ外科医を目指して筆者らが行っていることを記述した．

血管柄付きリンパ節移植：スーパーマイクロサージャリーを用いた
輸出リンパ管吻合付加選択的リンパ節移植…………………………………………山本　匠ほか　**64**
　血管柄付きリンパ節移植術では，ICG リンパ管造影ナビゲーション下に採取部リンパ浮腫を起こさない部位よりリンパ節弁を選択的に挙上・移植し，移植リンパ節の輸出リンパ管を吻合することが重要である．

各種の神経縫合とその応用……………………………………………………………垣淵正男　**73**
　神経縫合には，端々縫合を基本として，端側縫合や側々縫合などもあり，それらを用いた様々な方法の神経修復術，神経移植術，神経移行術が行われる．

神経再生誘導チューブを用いた神経再建術…………………………………………村田景一　**83**
　海外および本邦での人工神経の臨床応用の現状とその成績について総括し，本邦で使用可能なナーブリッジ®による末梢神経再建の自験例の結果を報告するとともに，現時点での問題点と今後の展望について述べる．

|ライターズファイル……………………前付3
Key words index……………………前付2
PEPARS　バックナンバー一覧…………96，97

「PEPARS®」とは Perspective Essential Plastic Aesthetic Reconstructive Surgery の頭文字より構成される造語．

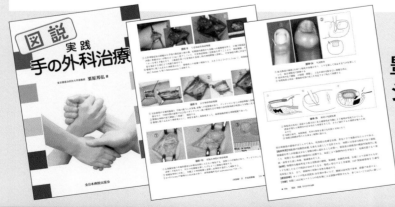

PEPARS No.128：1-7，2017

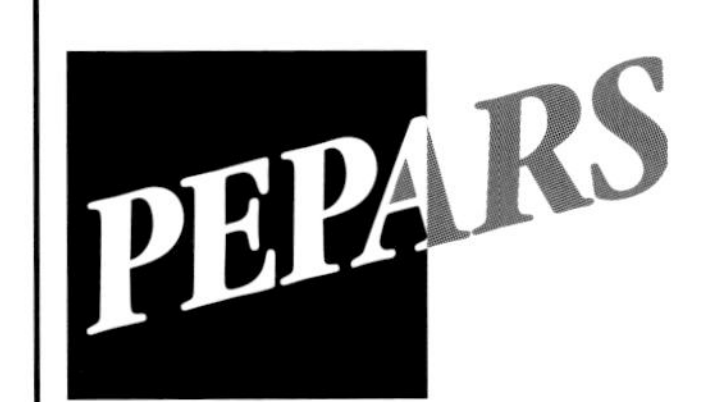

◆特集／Step up！マイクロサージャリー —血管・リンパ管吻合，神経縫合応用編—

血管吻合法の工夫
—成功の秘訣—

武田 睦[*1] 舘 正弘[*2]

Key Words：血管吻合(vascular anastomosis)，高倍率操作(operation under high magnification)，低圧血管クランプ(low-pressure vascular clamps)，everting suture technique，hydrodissection 法(hydrodissection method)，吻合部耐久試験(stress test of vascular anastomosis)

Abstract 遊離皮弁術後の吻合部トラブルを回避する工夫について述べる．丁寧な操作を行うために手術顕微鏡は高倍率で使用している．血管攣縮を回避するために，hydrodissection 法による血管壁への低侵襲操作，低圧血管クランプの使用などを行っている．また，吻合部血栓を回避するために，外膜が内腔に入り込まないようにする血管吻合の工夫(everting suture technique など)を行っている．しかし，どんなに気をつけてもテクニカルエラーは一定の割合で生じる．そこで，動脈吻合後，動脈クランプをはずし数分程度あえて皮弁灌流を行う．その後，動脈の再クランプを行い，静脈吻合を行う．このいわゆる“吻合部の耐久試験”により不良な吻合や血管操作は，血栓や攣縮として認められるようになるため，術中に再吻合などで対応可能となる．また，皮弁から戻ってくる実際の静脈血の量や色も直接確認ができ，静脈の捻れや折れの有無，位置関係など，より多くの情報が得られる．

航空機と遊離皮弁

空の旅は，航空機による安全な移動があって初めて楽しく充実した旅行が成り立つ．同じように遊離皮弁は，確かな血管吻合があって初めて整容や機能に優れた結果が成り立つ．米国国家安全運輸委員会の調査によると，米国航空会社の航空機が墜落する確率は0.000032％だそうである．遊離皮弁も航空機と同様に“落ちる確率”をできる限りゼロに近づけたい．これはすべての再建外科医の夢であろう．

筆頭筆者が2001年9月から2017年3月までに複数施設で携わった436遊離皮弁中，術後血管茎トラブルにより全壊死となったのは1皮弁であり，生着率は99.8％であった．本稿ではこの好成績につながった血管吻合の工夫について述べるが，留意していただきたいのは，安全性を徹底的に追求した結果得られた独自の方法であるという点である．航空業界が事故を経験する度に改善策を採り続け安全性を高めてきたのと同様，我々もトラブルの度に慣習にとらわれることなく術式を変更してきた．一般的な吻合法は成書にお任せして，成功のための変更点を中心に述べる．参考にしていただければ幸いである．

血管吻合成功の3つの秘訣

術後血管茎トラブルで回避すべき主因は，血管攣縮と吻合部血栓であると思われる[1]．当然のことながら，術中に血管壁が損傷しないように操作し，内腔に外膜が入り込まないように吻合すれば血管茎トラブルの主因は回避できるはずである．秘訣は，まずはこの2点に尽きる．しかし実際にはどんなに回避しようともテクニカルエラーはある程度の確率で必ず生じる．そこで3つ目の秘訣は，生じるテクニカルエラーを術中に見逃さないよう徹底することである．

*1 Atsushi TAKEDA，〒980-0803 仙台市青葉区国分町2-3-11 東北公済病院形成外科，部長
*2 Masahiro TACHI，〒980-8574 仙台市青葉区星陵町1-1 東北大学医学部形成外科，教授

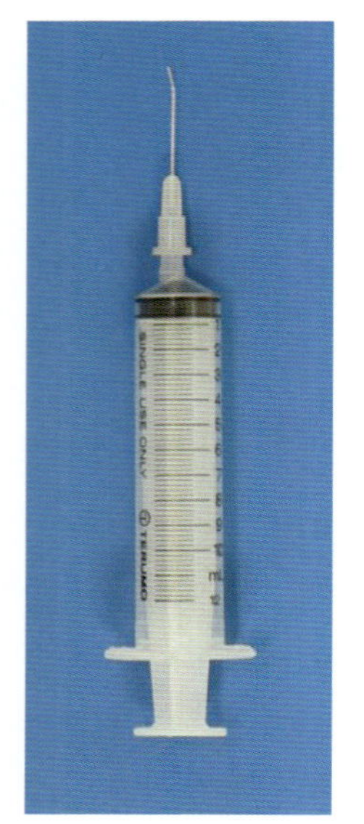

図 1. Hydrodissection 法で使用する 27 G 鈍針付きシリンジ

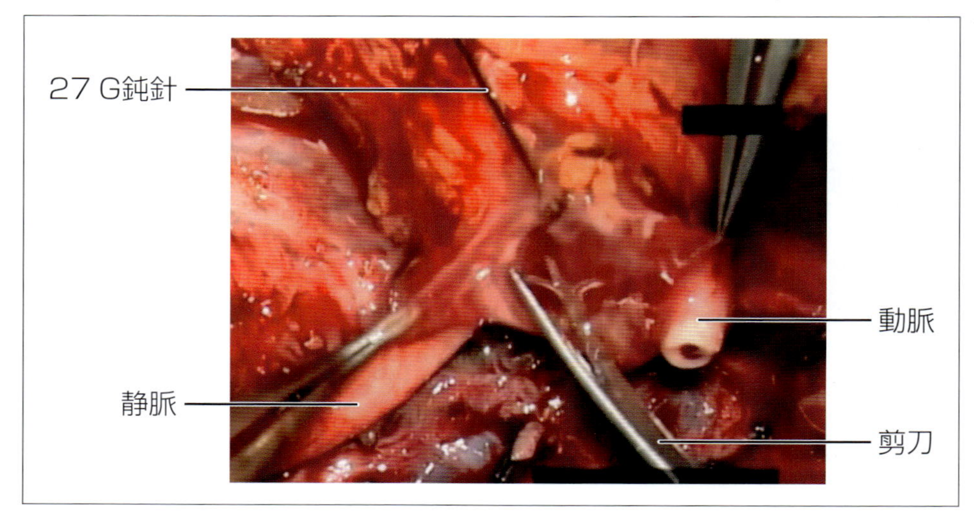

図 2. 皮弁血管茎における動静脈の剥離
鈍針で外膜に生理食塩水を注入し，膨化した組織を剪刀で切離する．

1．血管攣縮の回避

移植床血管の準備や皮弁挙上の時点から，血管壁に損傷が加わらないよう丁寧に血管を扱う．十分に見えない状態で操作を行えばテクニカルエラーは増加する．必要に応じて積極的にルーペや手術用顕微鏡を使用する．

A．高倍率での操作

我々は吻合の正確性を上げるために高拡大での血管操作が重要と考え，常に最大倍率で吻合を行っている. ズーム操作を最大にすることに加え，フォーカスの操作で対物レンズの焦点距離を短くすることで最大倍率が出せるようになる．我々が使用している顕微鏡は，通常(高倍率アタッチメントレンズを使用しない)で焦点距離を最短の207 mm にして最高倍率が 16 倍となる．

倍率を上げると視野が暗くなり，光量を上げる必要がある．焦点距離が短いと，術野が光源の熱で乾燥しやすくなるため，濡れたガーゼで操作外の照野を覆うなど十分な注意が必要である．

また，倍率を上げれば吻合が正確になるものの，ほんのわずかな外膜の内腔への入り込みや，ガーゼから脱落した綿繊維まで見えるようになる．視野が狭くなり吻合に要する時間も延長する．さらに糸の結紮操作も正確性向上のため原則として倍率を下げずに行っているので，慣れるには練習を重ねる必要がある．吻合時間はある程度延長するが，確実性が勝るものと考えている．逆に高倍率に慣れると，低倍率操作がいかに不確実なものであるかを実感する．

B．血管茎の牽引と剥離

血管テープを血管茎にかけて牽引すると，力点がテープの接地部位に集中し損傷原因となると考え，どうしてもテープが必要な場合以外はできるだけ指で牽引している．指で引っかけるように牽引すると，血管茎は曲面で牽引され，血管茎にかかる圧を感じることもでき過度な力が加わらなくなる．

剥離子や鉗子を血管近傍で使用し鈍的に剥離すると，血管壁が牽引され損傷し血管攣縮や内膜剥離につながる[3)4)]ため，極力行わない．また外膜などを鑷子で引きちぎるような操作も原則行わない．できるだけ剪刀で組織を切って剥離する．

C．Hydrodissection 法

血管を周囲組織から剥離する際に行っている工夫として hydrodissection 法[2)〜4)]がある．血管周囲の結合織に 27 G 鈍針付きシリンジ(図 1)で生理食塩水を注入し，膨化した組織を切離する(図 2)．膨化により血管が透見され，広がったスペースに

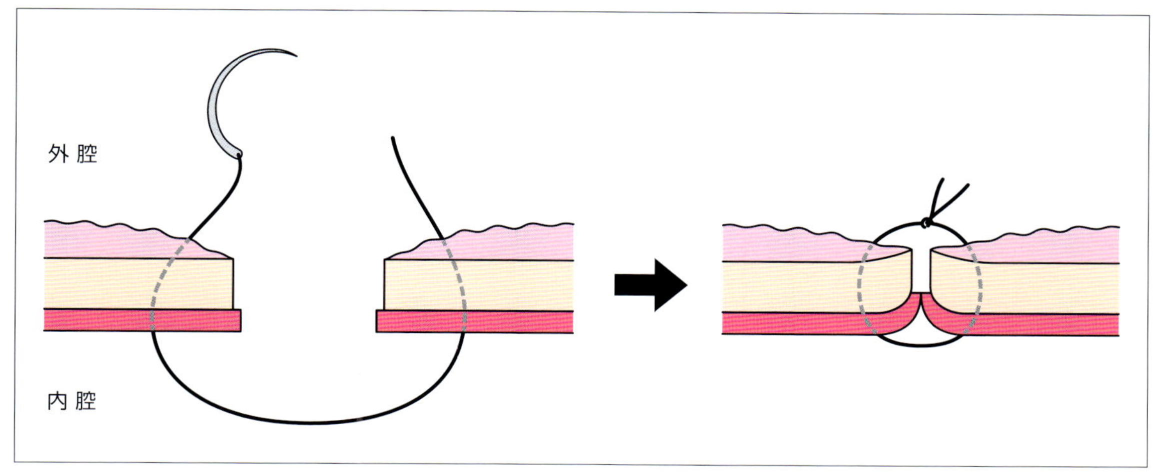

図 3. 動脈吻合の運針

安全に剪刀を入れることが可能となる．鈍針を使用しているので血管損傷もない．血管剝離以外にも，端々吻合前の血管断端や，端側吻合での血管側壁の外膜切除の際にも応用できる．

Hydrodissection 法は動物実験でも血管攣縮や血栓形成が減少傾向にあり，剝離子使用群では，組織学的に血管壁内出血や内膜損傷などが認められたが，hydrodissection 群では認めなかった[2)3)]とされる．

我々は，本法を血管だけでなく神経やリンパ管の剝離など，あらゆる場面で多用している．また，顕微鏡下操作時のみならず，穿通枝皮弁挙上時[4)]にも有用である．

D．血管クランプの選択と使用

皮弁の採取時には，本邦ではほとんどの術者が血管クランプをかけてから皮弁を採取しているものと思われる．我々は，血管クランプ使用も攣縮などの原因となる可能性があると考え，採取時には血管を切離したままとしてクランプしていない．皮弁は採取したら血管断端をヘパリン含有生理食塩水で洗浄する．

移植床血管においても，極力短時間のクランプになるよう心掛けている．他科による腫瘍切除後再建では，すでに移植床動脈に侵襲が加わっているため，動脈開存を確かめるために噴かせてから血管クランプをかけているが，乳房再建など血管準備から自科で操作する手術においては，よほど剝離操作時に問題がないかぎり皮弁採取後の吻合直前まで動脈クランプや切離をしない．

また，血管クランプは圧が高いと血管壁に損傷を与える[1)]ため，血管径や血圧に見合った最小限の圧のクランプを選択する．我々は，動脈に対しても圧の低い静脈用ディスポーザブル・プラスチック・クランプを使用している．このメーカーでは，有効血管径 1～2 mm の動脈用クランプの圧を 60 g 重程度，静脈用クランプを 30 g 重と設定しているが，経験上，30 g 重の静脈用クランプでほとんどの移植床動脈がクランプ可能である．血液が漏れる場合は，静脈用クランプを複数個かければ大抵は止まる．それでもどうしても漏れる場合にのみ動脈用クランプをかけて対応している．

2．吻合部血栓の回避

外膜などが内腔に入り込まなければ，どのような吻合法を行っても問題ないはずである．我々はできるだけ内膜を外翻させ，内膜同士を接着させる工夫を行っている．

また，一方の血管壁の吻合が終わったら，必ず最大倍率で内腔に外膜が入り込んでいないか，ガーゼなどの繊維が縫い込まれていないかを確認する．少しでも問題があれば躊躇せず吻合し直している．

A．動脈吻合の工夫

動脈吻合の際，垂直よりも大きい角度で穿刺（図 3）することを心掛けている．縫合糸を結紮すると，血管壁内腔側の長さが理論上長いため，垂直よりも鈍角で運針した方が内膜は外翻しやすいと考え

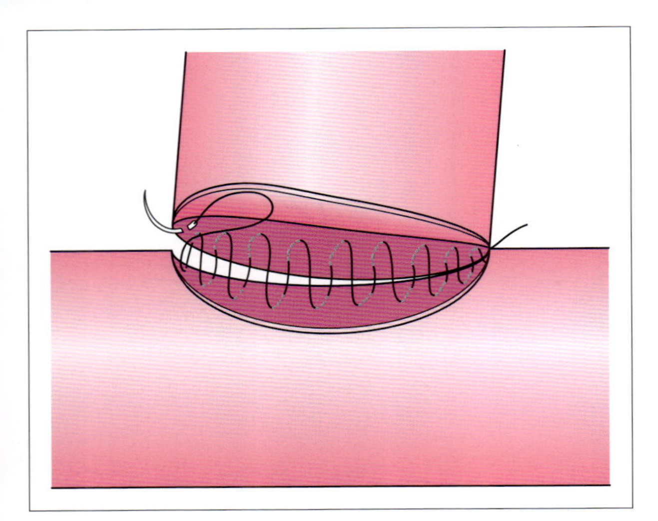

図 4．端側吻合における後壁の everting suture の運針

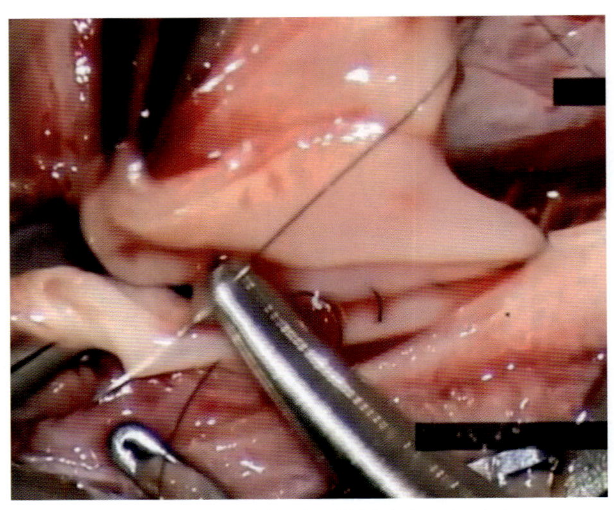

図 5．内頸静脈と皮弁静脈の端側吻合における everting suture の実際．血管壁が外翻している．

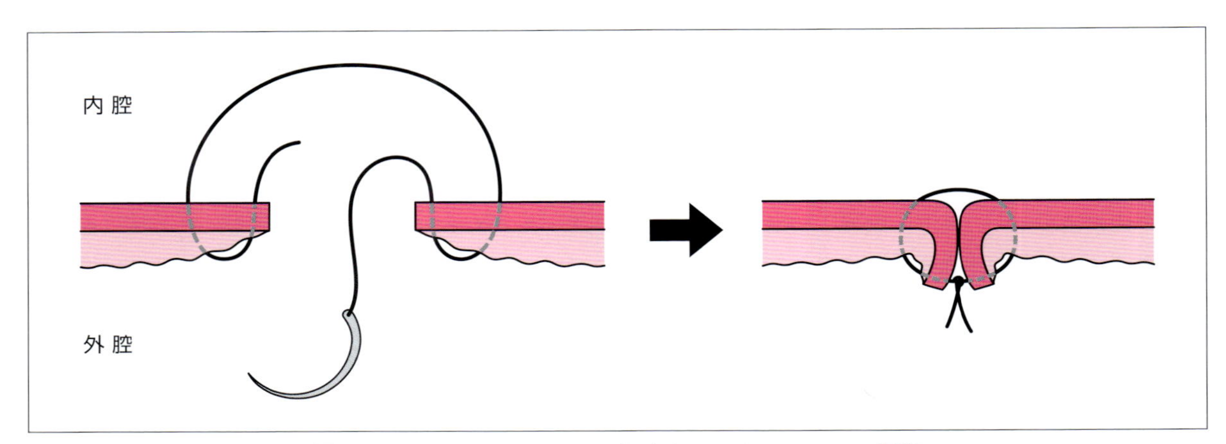

図 6．Back wall technique における everting suture の運針

ている．

B．静脈吻合の everting suture technique

静脈吻合においては血管壁が柔軟で翻転しやすいため，everting suture technique[5]を多用している．本法は血管壁を外翻し，外膜の内腔への入り込み防止を目的に垂直マットレス縫合を用いて吻合する方法である．経験上本法は，端々吻合，端側吻合いずれにおいても可能であるし，連続縫合，結節縫合，さらには back wall technique においても施行可能である．

最も使用頻度が高いのは内頸静脈と皮弁静脈の端側吻合の後壁縫合である．内腔側から血管壁が外翻するように内–外–内・内–外–内で連続垂直マットレス縫合となるように運針(図 4，5)する．一見運針が複雑となるが，血管壁が確実に外翻するため，外膜の入り込みに悩まされることが劇的に少なくなる．

Back wall technique において everting suture を行う場合は，当然のことながら縫合結節は外側に位置させる(図 6)．

また，後壁が外翻するとそれに伴い静脈前壁に余裕ができ，前壁の外翻もしやすくなるため everting suture を行えることも多い．しかし，静脈壁が厚く柔軟性に欠け外翻が困難な時は無理せず通常の単結節縫合を行う．無理にマットレスの運針にこだわると血管壁が裂け，悪い結果に繋がる．

一方の静脈壁が柔らかく，もう一方が厚く翻転できない場合もあり，片側のみの everting su-

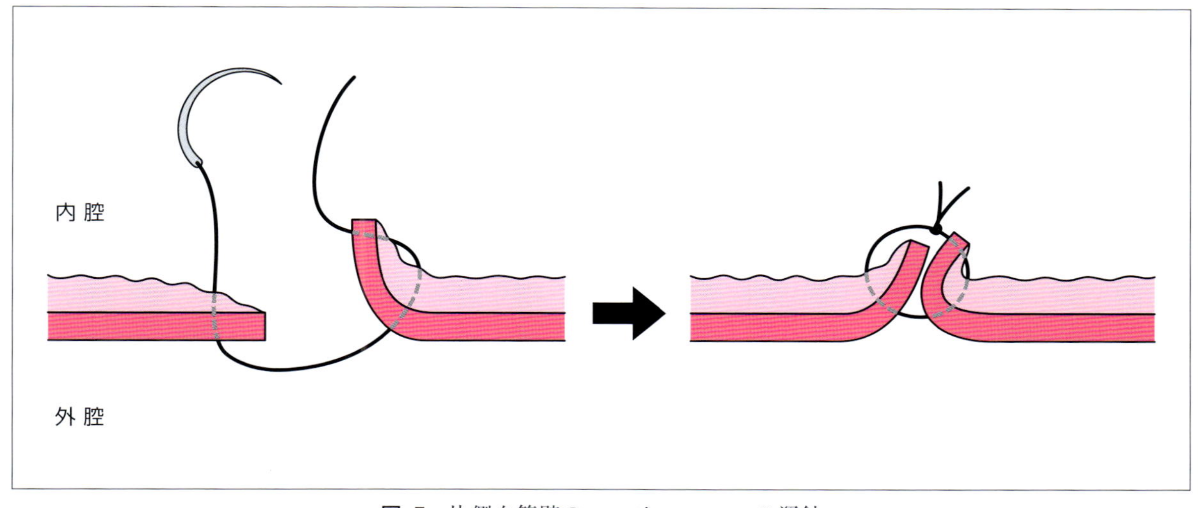

図 7. 片側血管壁の everting suture の運針

ture を行うこともある(図 7)．一方の血管壁だけでも外翻できれば，内腔に外膜が入り込み予防が期待できる．変則的な縫合法ではあるが，経験上，開存の支障となったことはない．

さらに言えば，外翻さえしていれば全縫合の運針がマットレスであることにこだわる必要もない．外翻しやすいところではマットレスにし，困難な場合は単結節を選択する．また本法は，基本的には垂直マットレスを多用しているが，水平マットレスの方が運針しやすい場合は臨機応変に縫合法を変更する．要するに，外翻さえしていれば，縫合[6)~9)]はどのような方法でもよいはずである．

3．術中にテクニカルエラーを検出する

いかに正確な吻合を心掛けても，テクニカルエラーがある程度の頻度で必ず生じる．術後に生じ得るトラブルの原因であるテクニカルエラーを，術中のうちに見逃さず検出し，術中のうちに対応する．

A．吻合手順の変更

おそらく本邦ではほとんどの術者は，動静脈の両方を吻合した後に初めて血管クランプはずし，血流を再開しているようである．再クランプは，吻合部に血液が停滞して血栓や攣縮の原因となるとして禁止している施設も多いと聞く．

しかし，理論上は血管壁の損傷や外膜の入り込みがなければ，低圧クランプを使用している限り吻合部トラブルは生じないはずである．そこで我々は，これまでの吻合手順を変更(図 8)し，動脈吻合後に動脈クランプを解除し，皮弁を一時的に灌流している．この間，皮弁静脈からは血液が流出するが，量や色を観察しつつ静脈外膜切除などの吻合準備を行う．もちろん静脈血の長時間の垂れ流しは出血が多くなりかねないので注意する．例えば経験上，筋体を含まない穿通枝皮弁などでは静脈流出量も少なく，数十秒程度動脈を解放しても問題を生じることはまずない．逆に空腸弁では，非常に静脈流出量が多く数秒しか動脈を解放できない．

次に，動脈の再クランプをあえて行い，静脈吻合を行っている．つまり静脈吻合中は動脈吻合部に停滞した血液が触れたままの状態となる．あえて吻合部血栓が生じ易い状況となるが，術中の再クランプ程度でトラブルが生じるような不良な吻合であれば，早晩術後トラブルが生じるであろう．その場合，吻合し直しや，移植床血管変更などの対応を術中に行えばよい．術後にトラブルが発生するよりは，術中に生じた方が，格段に対応が容易となる．つまり我々は，再クランプをテクニカルエラー検出のために行う吻合部の耐久試験と位置づけている．

B．動脈を解放し静脈血を流す利点

静脈吻合の問題点に静脈の捻れがある．皮弁灌流をせず静脈がしぼんだまま吻合すると，捻れに

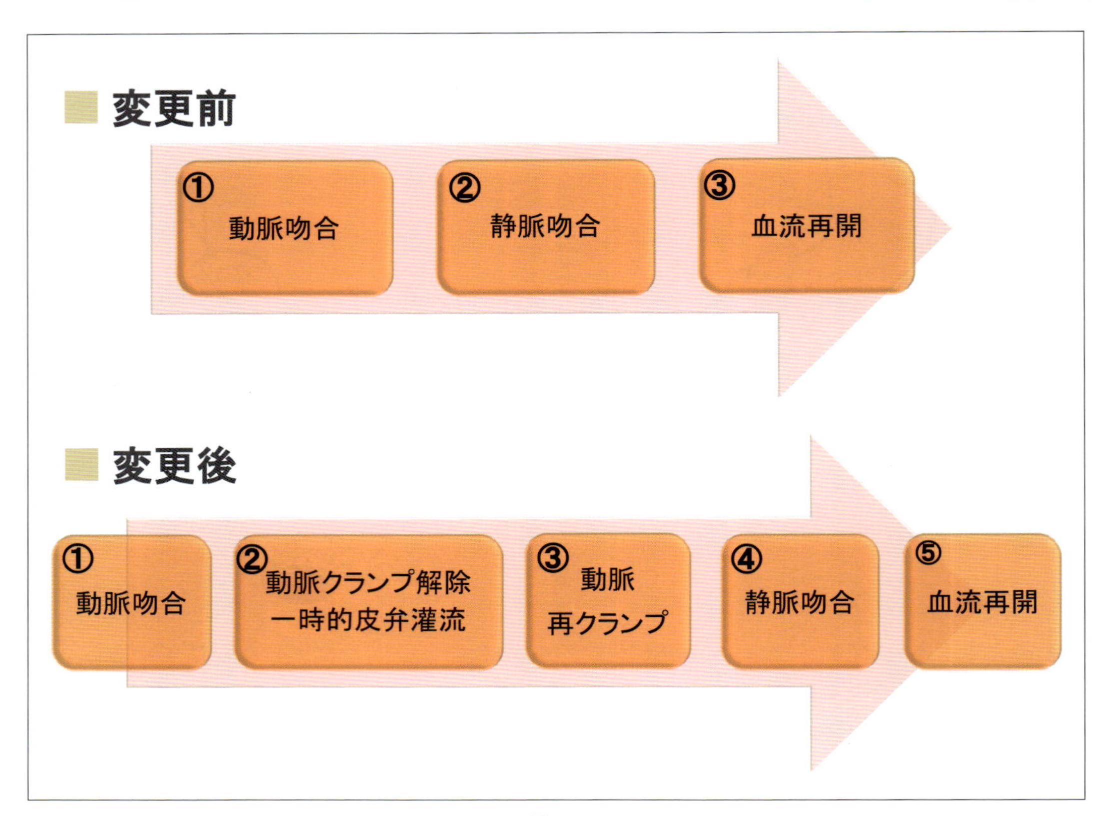

図 8.

気づかずに吻合してしまい，動脈クランプをはずして初めて明らかになることもある．静脈吻合前の皮弁灌流により皮弁静脈が広がり，捻れや折れが解消されるため，静脈の自然な配置が確認可能となる．

さらに，皮弁から戻ってくる実際の静脈血の量や色が直接確認でき，皮弁の循環についてより多くの情報が得られる．皮弁血管茎に直径が同程度の伴行静脈が2本ある場合は，実際の流量が多い方を選択できる．また，常に静脈血の量や色を確認し経験を重ねていれば，それらに何らかの異常があった場合には血管茎や皮弁自体に問題があると推測できる．例えば，静脈流出量が通常より少ない場合，血管茎の損傷や皮弁配置時の捻れなどが疑われる．静脈血が通常より鮮紅色である場合，その静脈は皮弁循環にとって有効ではなく，別系統の静脈(伴行静脈に対しては皮静脈など)が優位である可能性がある．実際に，静脈血の量や色の異常を感知し，皮静脈を追加吻合して術後の皮弁トラブルを回避した経験もあり，皮弁合併症の減少にもつながると考えている．

術後管理

以上の対処を行っても術後血管茎トラブルは全くゼロになることはない．術後に多数のチェック項目を設定し，何かしらの異常があればできるだけ早く感知し，早急に対応するようにしている．

皮弁血流のチェックは，カラードップラーエコー，ドップラー血流計(可能な限り動静脈音の両方をチェックする)，皮弁色，refilling test，pin prick test など，複数の方法を組み合わせて行っている．これらのチェックを，術後2日目まで2時間毎，3日目まで3時間毎，5～7日目までを3回/日で施行している．

このほか，静脈トラブルでは皮弁うっ血による出血が生じれば，急激に皮弁部ドレーン排液量が多くなる可能性があるため，ドレーン排液量，排液の色，濃淡の変化，うっ血や血腫による皮弁部腫脹の有無を確認項目としている．

乳房再建の遊離腹部皮弁術後の安静度では，術後1日目にギャッチアップ60°まで，術後2日目に端座位とポータブルトイレまでの移動，術後3日目より歩行を許可している．

プロスタグランディン製剤は術後1週間投与しているが，血管痛が生じれば直ちに中止している．抗凝固療法は行っていない．

参考文献

1）O'Brien, B. M., et al.：Principles and Techniques of Microvascular Surgery. Plastic Surgery vol 1. McCarthy, J. G., ed. pp. 412-473, WB Saunders, Philadelphia, 1990.
Summary　マイクロサージャリーの基本的手技などについて詳細に記述している．

2）Martins, P. N.：Kidney transplantation in the rat：a modified technique using hydrodissection. Microsurgery. **26**(7)：543-546, 2006.

3）Luo, M., et al.：An optimized method of vessel dissection in establishment of the rat aortic transplantation model. J Reconstr Microsurg. **27**(6)：331-336, 2011.
Summary　文献2)，3)は動物実験による hydrodissection 法の有用性についての報告．

4）Singhal, D., et al.：Intramuscular perforator dissection with the hydrodissection technique. J Reconstr Microsurg. **29**(1)：45-49, 2013.
Summary　腹部穿通枝皮弁で hydrodissection 法を用いる有用性についての報告．

5）Starzl, T. E., et al.：An everting technique for intraluminal vascular suturing. Surf Gynecol Obstet. **127**(1)：125, 1968.
Summary　側々吻合の後壁における連続垂直マットレス縫合についての報告．

6）Simsek, T., et al.：End-to-end microvascular anastomosis in the rat carotid artery using continuous horizontal mattress sutures. J Reconstr Microsurg. **22**：631-640, 2006.

7）Aygün, H., Yildirim, O. S.：Vertical mattress suture technique：An alternative vascular anastomosis. J Reconstr Microsurg. **24**(6)：397-404, 2008.

8）Tetik, C., et al.：Use of continuous horizontal mattress suture techniques in microsurgery：An experimental study in rats. J Hand Surg. **30**：587-595, 2005.

9）Başar, H., et al.：Use of continuous horizontal mattress suture technique in end-to-side microsurgical anastomosis. Hand Surg. **17**(3)：419-427, 2012.
Summary　文献6)～9)は“慣習にとらわれない吻合法”についての様々な報告．吻合で重要なのは外膜が入り込まないようにすることである．

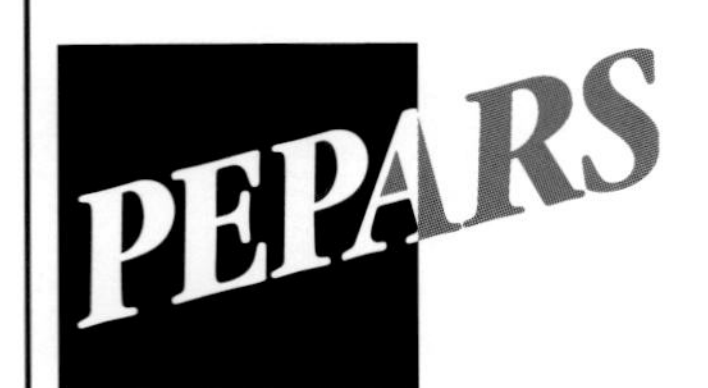

◆特集／Step up！マイクロサージャリー ―血管・リンパ管吻合，神経縫合応用編―

手術器械・材料へのこだわり

橋川　和信*

Key Words：マイクロサージャリー(microsurgery)，手術器械(surgical instrument)，手術材料(surgical device)，鑷子(forceps)，持針器(needle holder)，針付縫合糸(suture attached with needle)

Abstract　マイクロサージャリーの発展に伴い，その治療成績も大きく向上した．技術的にはすでに完成されているという意見もあるが，二次再建や四肢における free flap 移植にはまだ生着率向上の余地があり，神経縫合やリンパ管吻合の術後成績も安定しているとは言い難い．また，修練中の医師は標準的技術レベルに達していないことも多い．これらのことを考慮すると，様々な観点から検討を重ねていくことは無駄ではない．

マイクロサージャリーの結果に影響する因子は，患者因子，術者因子，機器・材料因子の３つである．患者因子は嗜好歴・既往歴・基礎疾患，局所治療歴，術中の全身状態など，術者因子は手術の技量や知識・経験，術中の心身の状態など，機器・材料因子は手術器械，手術材料，拡大視用機器などである．これらのうち機器・材料因子は，患者因子や術者因子と相関しない独立パラメーターである．特に手術器械・材料の選択は，比較的容易に最適化を図ることが可能なため，大いにこだわる価値がある．

はじめに

微小径の血管・神経・リンパ管の拡大視野下における吻合・縫合手術(以下，マイクロサージャリー)は，その誕生以来着実に発展を遂げ，手技の開発や普及においては本邦の先達も大きく貢献してきた[1]．手技が広く共有されるとともに，マイクロサージャリーの全体的な治療成績も大きく向上している．血管吻合を例にとれば，筆者が専門領域の１つとしている頭頸部癌切除後の即時 free flap 移植では，現在は多くの専門施設で成功率(皮弁生着率)が98％を超えているという印象を得ており，技術的にはすでに完成されているという意見を耳にすることもある．しかし，二次再建や四肢における free flap 移植にはまだ生着率向上の余地があり，神経縫合やリンパ管吻合の術後成績も安定して良好であるとは言い難い．また，マイクロサージャリー修練中の医師は成長過程でいくつかの失敗例を経験するはずである．これらのことを考慮するなら，より容易によい結果を得ることを追求し，様々な観点から検討を重ねていくことは決して無駄ではない．

マイクロサージャリーの結果に影響する因子を分類すると，① 患者因子，② 術者因子，③ 機器・材料因子の３つになる(図１)．患者因子は，嗜好歴・既往歴・基礎疾患，局所治療歴，術中の全身状態などである．術者因子は，手術の技量や知識・経験，術中の心身の状態などである．機器・材料因子は，手術器械，手術材料，拡大視用機器などである．これらのうち機器・材料因子は，患者因子や術者因子と相関しないうえに，誰もが独自に最適化を図ることが可能である．このような考えのもと，筆者はマイクロサージャリーの修練中から機器と材料に大いにこだわってきた．本稿では，主に手術器械・材料に焦点を当てて，こだわりの実際について述べる．

* Kazunobu HASHIKAWA，〒650-0017　神戸市中央区楠町 7-5-2　神戸大学大学院医学研究科形成外科学，准教授

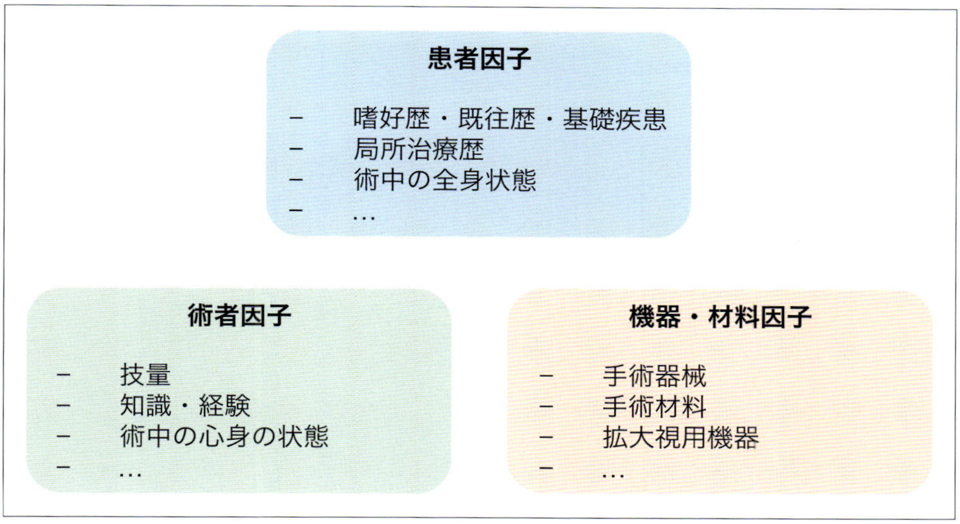

患者因子

- 嗜好歴・既往歴・基礎疾患
- 局所治療歴
- 術中の全身状態
- …

術者因子

- 技量
- 知識・経験
- 術中の心身の状態
- …

機器・材料因子

- 手術器械
- 手術材料
- 拡大視用機器
- …

図 1. マイクロサージャリーの結果に影響する因子
マイクロサージャリーの結果に影響する因子を分類すると，① 患者因子，② 術者因子，③ 機器・材料因子の 3 つになる．

表 1. 筆者の個人用マイクロサージャリー器械セット

セット	主な用途	主な特徴
#1(A 社)	標準的な血管吻合 (頭頸部，体幹など)	標準的な長さ(持針器：15 cm) 多種類の持針器・鑷子・剪刀
#2(A 社)	深い術野の血管吻合 (腹腔内，骨盤内など)	長めの器械(すべて 18 cm)
#3(B 社)	浅い術野の血管吻合 (四肢，手指など)	短めの器械(持針器：12 cm)
#4(C 社)	超微小血管吻合 (true perforator flap など)	繊細な鑷子(先端<0.1 mm)
#5(D 社)	リンパ管静脈吻合	繊細な持針器(先端：0.2 mm)
#6(E 社)	神経縫合	長めの器械(持針器：18 cm) 先端滑り止め加工鑷子

手術用器械

筆者は，施設にある標準的なマイクロサージャリー器械セットの他に個人用セットを計 6 種類 8 セット(5 社)組んでいる(表 1)．これらのセットは用途別に構成されており，各器械も細部までこだわって厳選されている．また，すべてのセットに未使用の予備があり，器械の破損など不測の事態になっても対応できるようにしている．

1．鑷　子

鑷子は多くの手術で術者の指代わりとして用いられ，通常のマイクロサージャリーでは最も使用頻度の高い器械である．よく手に馴染み，ストレスなく使用できるものを選択するべきであるが，特に先端についてはこだわって選択する必要がある．ここでは，先端の精度と形状の 2 つの観点から述べる．

A．先端の精度

鑷子の使用目的を考えると，鑷子を閉じた時に先端がぴったりと合う必要がある．しかし，マイクロサージャリーで用いる器械類の多くは手作業で仕上げられるため，どうしても製品ごとのばらつきが生じる．状況が許すなら，購入時に拡大視野下の確認を自ら行い，仕上がりがよいものを選

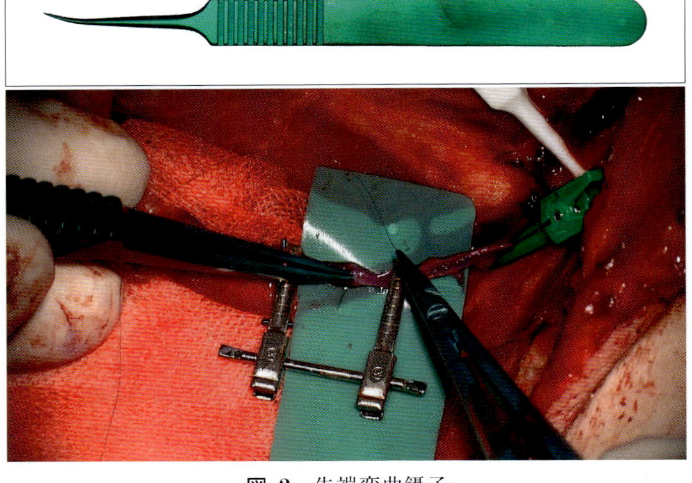

a
b

図 2. 先端弯曲鑷子

a：先端が約 25° のなだらかな弯曲になっていて，先を鈍化させている．この角度は自らのマイクロサージャリーの特徴に合わせて決めたものである．

b：最後の 1 針を縫合する時であっても，容易かつ安全に先端を腔内に挿入できる．

択するべきである．また，鑷子で縫合糸を結紮する方法をとっている場合，先端の合い具合によっては剪刀のように機能して糸が切れることがあるため，きちんと確認しておく．超微小口径の脈管吻合を行う機会が多いなら，実際に 11-0 や 12-0 の縫合糸を摘まんで確認しておく方がよい．

B．先端の形状

先端の形状は器械の用途を特徴づける．できるだけ使用目的に適い，かつ他の用途にも応用可能な形状のものが用いやすい．

1）先端弯曲鑷子

鑷子先端の基本型は直(ストレート)であるが，特に手術用顕微鏡下にマイクロサージャリーを行う時は，術者の視点と身体動作が制限されるため，先端が曲(カーブ)のものも用意しておくと便利である．鑷子が指代わりだとすれば，制約が多い状況に対して｢指｣の形状を変えて対応するという考えである．このため，先端が約 25° のなだらかな弯曲になっているものを長短 2 種類，メーカーに特注で製作してもらっている(図 2)．この角度は，① 立って手術する，② 比較的焦点距離が長い(術野を臍の高さに設定)，③ 手の固定台を使用しない，など自らのマイクロサージャリーの特徴に合わせて決めたため，ほとんどストレスなく使用できる．また先端弯曲鑷子はその構造上，使用時に脈管の内壁へ先端が突き刺さる向きになることが多いので，通常の 5 番鑷子などよりも先を鈍化させている．たとえ最後の 1 針を縫合する時であっても，容易かつ安全に腔内に先端を挿入可能である．

2）血管拡張鑷子

鑷子先端がある程度の長さだけ(1 mm～数 mm)同幅になっているものを血管拡張用に使用することがあり，血管拡張鑷子と呼ばれることが多い．適切なタイミングで用いれば大変便利な器械である．用途が限られて使用頻度が高くないため市販のものでも十分であるが，使用目的が明確なだけに，できれば形状にはこだわりたい．通常の血管拡張鑷子は先端を合わせた時に円柱になるように設計されており，各先端の形状は半円柱になっている．そのため先端付近の縁が鋭くなってしまい，脈管の内膜を損傷する恐れがある．また状況によっては血管拡張鑷子で縫合糸を把持することもあるが，その時に縁で糸を切ってしまうことがある．これらを避けるため，先端を合わせた時に鑷子が開く方向に長い楕円柱になるものを特

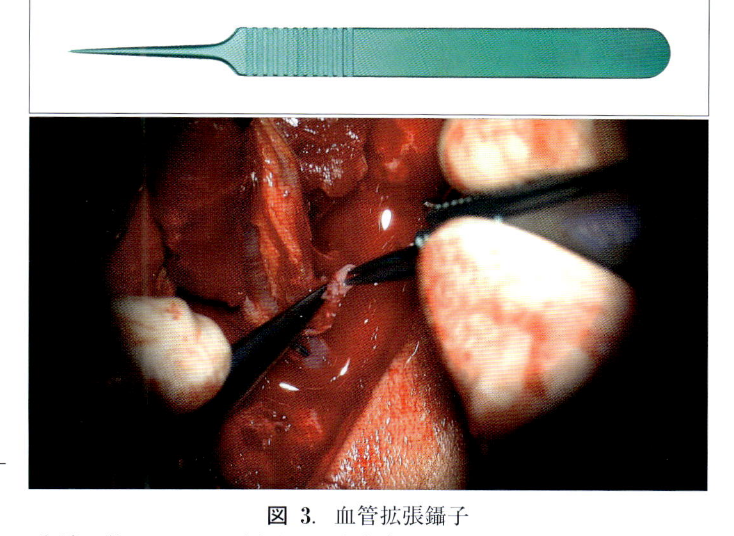

a
b

図 3. 血管拡張鑷子
a：先端の約1 mmが，鑷子が開く方向に長い楕円柱になっていて，先を鈍化させている．先端付近の縁が鋭くないため，内膜を損傷しにくい．
b：硬化変性が高度な動脈であっても，きわめて愛護的に拡張することができる．

注で製作してもらっている(図3)．これなら縁が鋭くなりすぎず，きわめて愛護的に脈管内腔に鑷子先端を挿入することができる．

2．持針器

マイクロサージャリーの目的は脈管や神経を糸と針で縫合することであるから，最も結果に影響を及ぼす器械は持針器である．頭の中でイメージした通りの運針を実現するためには，扱いやすくて把持力が高いものを選択する必要がある．また長時間の手術操作でも疲れないようにするには，万年筆などの筆記具と同様に持った時のバランスも重要である．持針器を選ぶ際は一般的に，先端が直か曲か，平柄か丸柄か，ロック機構の有無などを判断材料にするが，単に施設にあるものを使用するのではなく，マイクロサージャリーにおける自らのスタイルに合うものをこだわって選ぶ方が結果の向上につながる．ここでは，先端の形状と針からのフィードバックの2つの観点から述べる．

A．先端の形状

持針器の先端を直にするか曲にするかは，いわゆる「流儀」によるところも大きいが，可能であれば自らのスタイルやよく行う手術に合うものを選択する方がよい．筆者の場合は，頭頸部領域の二次再建が比較的多く，様々な角度から針を刺入しなくてはいけない状況がよくあるため，対称的な形状で自由度が高い直先端のものを用いている．直先端であれば，若干の練習が必要ではあるが，針を斜めに把持したり，逆針にしたり，先端の向きに平行に把持したりと，必要な向きで針を持って刺入することが容易にできる．

持針器先端の太さは取り回しと把持力に影響する．一般に先端が細いほど，小さなスペースでも自在に扱えて視野の妨げにもなりにくいが，一方で把持力は低下する．ただし，把持力は先端の加工や材質自体によって向上させることができるため，先端が細くてもある程度の把持力があるものがいくつかのメーカーから市販されている．先端が細くなるだけで格段に扱いやすくなるので，これらの製品を試してみる価値はある．

B．針からのフィードバック

持針器の性能として最も重要視しているのは，針から得られるフィードバックである．針が脈管の壁や神経の膜を貫く時の感覚が正しく手に返ってくるものは，手術操作が容易になるだけでなく，術者の技術向上にもつながる．そのためには，持

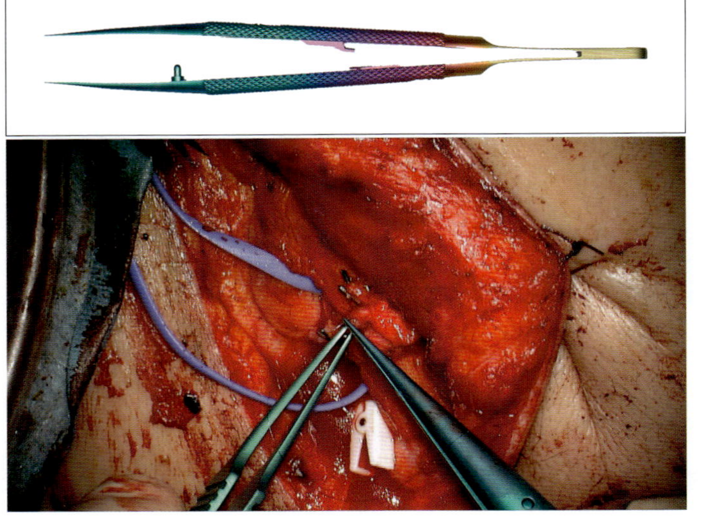

図 4. 鑷子型持針器

a：関節がないことによる把持力低下を補うため，先端に滑り止め加工を施している．通常の鑷子よりも剛性が高い構造になっている．

b：左下手前から右上奥に向かうオーバーハング型の配置であっても，針からのフィードバックを頼りにきわめて繊細な運針をすることができる．

針器の関節部分の精度が高くなくてはいけない．ここにわずかな緩みもないものを使えば，ロック機構を用いず最低限度の力で針を把持することが可能になり，針から得られるフィードバックの質がよくなる．

この点に関するこだわりを追求した結果，最近は関節のない鑷子型持針器を特注で製作してもらっている(図 4)．鑷子を持針器代わりに用いる方法もあるが，把持力が落ちることが問題と考えている．一方でこの鑷子型持針器は，先端に滑り止めの加工を施しているので，鑷子を用いるよりも弱い力で同等の把持力を維持することができる．その結果，つるつる滑る豆を箸で摘まむ時のような繊細なフィードバックに基づく持針器操作が可能になる．

3．剪　刀

剪刀の良し悪しは概ね切れ味によって決まる．もちろん手術器械である以上は持った時の感覚や先端の形状も大切であるが，一連の手術操作における使用時間が少なく，マイクロサージャリー用剪刀を組織剝離用に用いる機会もそれほど多くないことを考えれば，切れ味にこそこだわるべきである．切れ味の悪い剪刀で切られた組織の切断面が平坦でなく，場合によっては組織が挫滅していることは，一般的な手術でもよく経験する．切れ味のよさを維持しておくためには，関節の精度が高いものを使い，日頃からよく刃の手入れをしておくことが大切である．機会が多くないとはいえ，組織剝離に用いる時は大変繊細な手技を要するため，組織剝離用と糸切り用を使い分け，組織剝離用で糸を切らないようにして切れ味を維持することも有用である．

4．ブラシ付き吸引嘴管

器械セットに入れているわけではないが，最近はすべてのマイクロサージャリーで先端にナイロン製ブラシが付いた吸引嘴管を用いている．いくら他の条件がよくても，術野の形状や出血量のために縫合部付近に血液がたまりやすいと縫合操作に難渋する．また，脈管吻合部内に血液が入り込むと血栓形成の原因となる可能性があり，神経縫合部に血液が入り込むと必ず神経再生を阻害する．したがって何らかの手段で血液を除去する必要があるが，通常の吸引嘴管では，たとえ通気孔の開き具合を指で調節するタイプであったとしても，脈管や神経を誤吸引して損傷するリスクが大きい．このブラシ付き吸引嘴管は，誤吸引を起こ

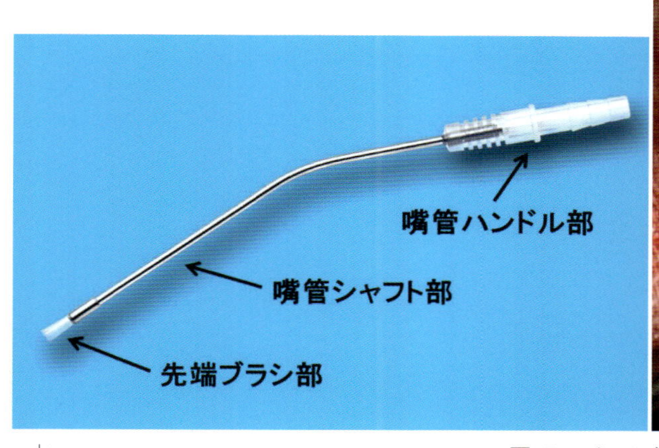

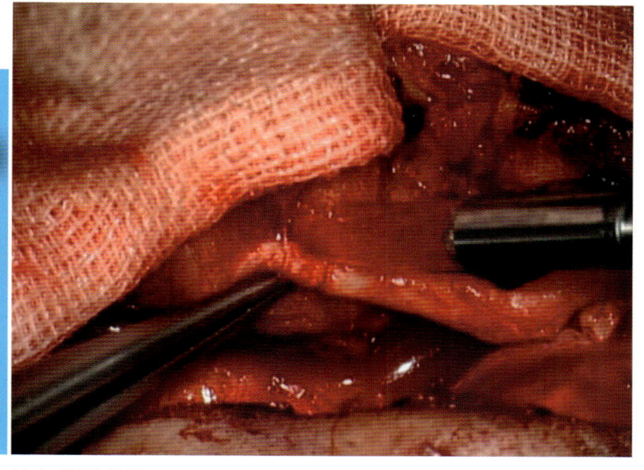

a|b

図 5. ブラシ付き吸引嘴管

a：先端ブラシ部，嘴管シャフト部，嘴管ハンドル部から成る．嘴管ハンドル部は一般的な吸引チューブに接続可能なため，特別なアダプターなどは要さない．先端には，10 mm 長のナイロン製ブラシが付いている．

b：神経縫合のような誤吸引しやすい状況であっても，組織を損傷することなく血液を吸引することができる．

表 2. 筆者の施設で用いているマイクロサージャリー用針付縫合糸

糸の太さ	素　材	針(太さ，長さ，形状)	主な用途
8-0	ナイロン(A 社)	100 μm，5 mm，弱弯	太い動脈
	ポリプロピレン(A 社)	125 μm，6.5 mm，弱弯	太い硬化動脈
9-0	ナイロン(A 社)	75 μm，3.8 mm，弱弯	壁の薄い血管
	ポリプロピレン(A 社)	100 μm，5 mm，弱弯	硬化動脈
	ナイロン(B 社)	100 μm，5 mm，弱弯	通常の血管
	ナイロン(B 社)	100 μ，4 mm，直針	Back-wall technique
10-0	ナイロン(A 社)	75 μm，3.8 mm，弱弯	壁の薄い血管
	ポリプロピレン(A 社)	100 μm，5 mm，弱弯	硬化動脈
	ナイロン(A 社)	75 μm，3.5 mm，弱弯	神経縫合
	ナイロン(B 社)	100 μm，5 mm，弱弯	通常の血管
	ナイロン(B 社)	80 μm，4 mm，直針	Back-wall technique
11-0	ナイロン(A 社)	75 μm，3.8 mm，弱弯	細い血管
	ナイロン(C 社)	60 μm，4 mm，弱弯	LVA
	ナイロン(C 社)	60 μm，4 mm，直針	LVA
12-0	ナイロン(C 社)	40 μm，4 mm，弱弯	LVA
	ナイロン(C 社)	40 μm，4 mm，直針	LVA

しにくく，先端のブラシが柔軟なため生体組織に直接触れても問題がない．吻合・縫合部を拭うように用いれば，これまで以上に縫合針刺入部を明瞭に見ることが可能である(図 5)．

針付縫合糸

筆者の施設では，8-0 から 12-0 までのマイクロサージャリー用針付縫合糸を計 16 種類(3 社)用意しており，吻合・縫合の対象によって使い分けている(表 2)．糸の材質と針の特徴に応じた使い分けがこだわりのポイントである．

1．縫合糸の材質

マイクロサージャリーで主に用いられるのはナイロン糸とポリプロピレン糸であり，市販されている製品ではいくつかの材質の違いがある．まず異なるのは色で，ナイロン糸は黒，ポリプロピレ

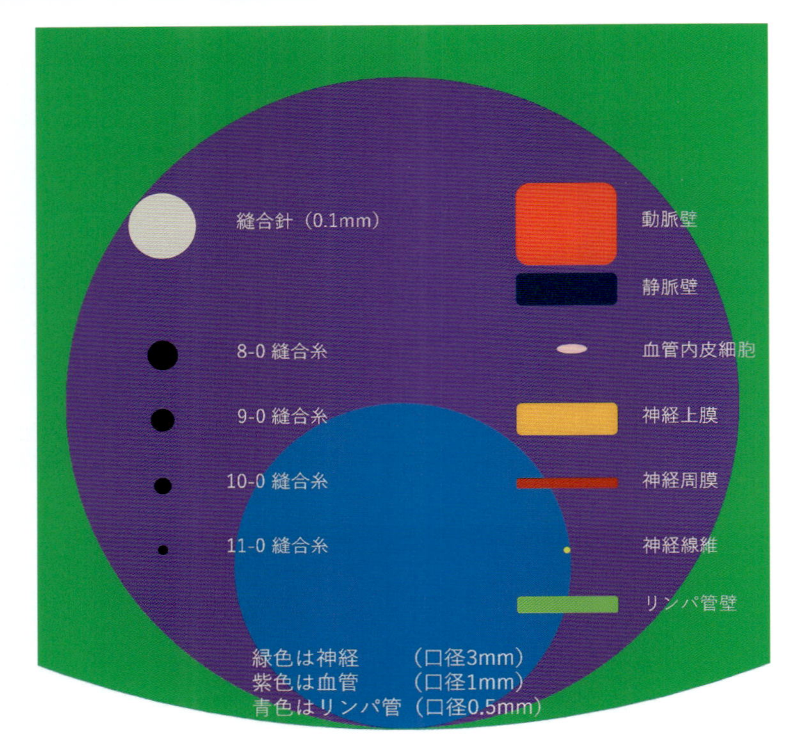

図 6.
マイクロサージャリーにおけるサイズ比較
マイクロサージャリー関連の様々なサイズを図式化している．おおよその関係を理解しておくことで，顕微鏡下の手術手技が具体的にイメージしやすくなる．

ン糸は青である．微小血管も微小神経も剝離後に吻合・縫合する時は白系の色をしているため，多くの場合で色が濃い方が高い視認性を得られる．同じ太さの縫合糸でも濃い黒は太く見えて，薄い黒や青は細く見える．手術操作の容易さや目の疲れにくさを考えると，濃い黒のナイロン糸の方がよい．メーカーによって色の濃淡に差があるので，よく比較して選択する必要がある．

ポリプロピレン糸は組織を貫通する際の滑りがよく，結紮もしやすいという特長がある．したがって，動脈硬化などの変性が強い血管に適している．硬化した中膜でも糸が通りやすく，糸の抵抗によって内膜が剝がれるのを防ぎ，さらに微妙な締め加減で結紮可能なことがその理由である．また，ナイロン糸と異なり完全不活性であるため，経年変化によって劣化をきたさない[2]．重度硬化動脈を吻合した場合に長期開存のことを念頭に置くなら，ポリプロピレン糸の方が優れている可能性がある．

2．縫合針の特徴

A．針の太さ・長さ

マイクロサージャリーの手技について検討する際は，そのサイズ感覚を頭にいれておくとよい(図6)[3]．マイクロサージャリーで用いる針は，太さが 0.04～0.13 mm (40～130 μm)，長さが 4～7 mm くらいのことが多い．仮に口径 1 mm の脈管を吻合する時のことを考慮すると，その周径は約 3.1 mm である．最近は角針に近いよく切れる針が多いので，この脈管を太さ 0.1 mm の針で 8 針縫合したら，周径の 1/4 程度(0.8 mm)の内膜を針で「切る」ことになる．また，1 本の神経線維は数 μm くらいで，例えば顔面神経本幹の線維数は約 7,000 本である．神経周膜縫合をする時には気をつけないと全体からみれば相当な比率の線維を傷める可能性がある．

様々な条件に左右されるため縫合針の適切な太さに答えはないが，吻合・縫合対象の径と針の太さの関係を常に考慮し，状況ごとにこだわって選択する方がよい．ただし，リンパ管吻合については事情が異なる．よく用いられる 11-0 の縫合糸は 0.01～0.02 mm，12-0 は 0.001～0.01 mm である．通常入手できる最も細い縫合針(0.04 mm)でも数倍から数十倍は糸より太い．リンパ液は血液よりも凝固能がかなり低いため，あまり差が大

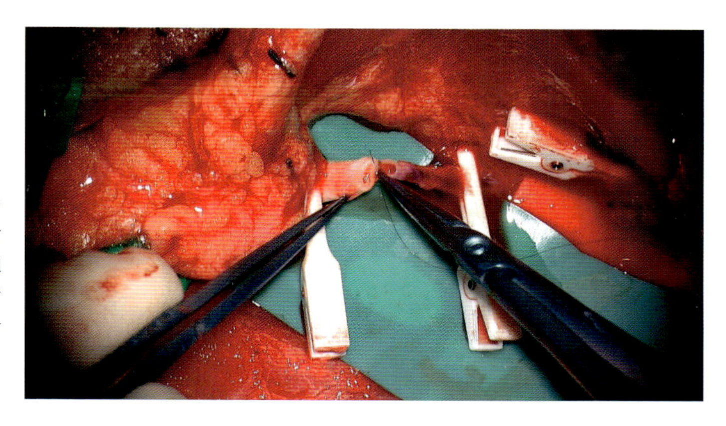

図 7.
直針
針先の位置と向きをコントロールしやすいため，意図した通りに針を動かせる．直針の利点が最も活かされるのは，back-wall technique の後壁側縫合とリンパ管吻合である．動脈を back-wall technique で縫合する際の 2 針目も容易に刺入できる．

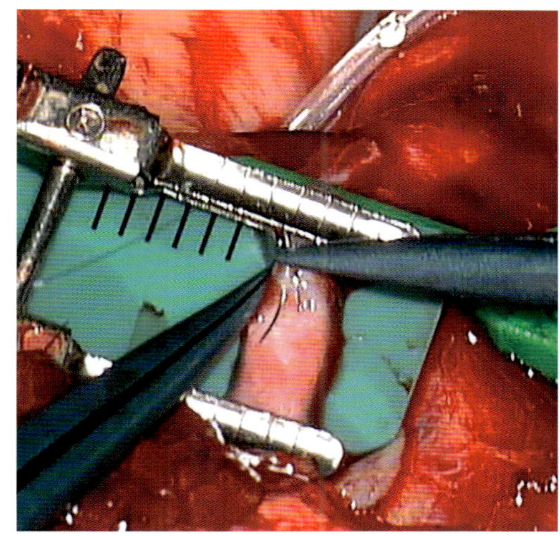

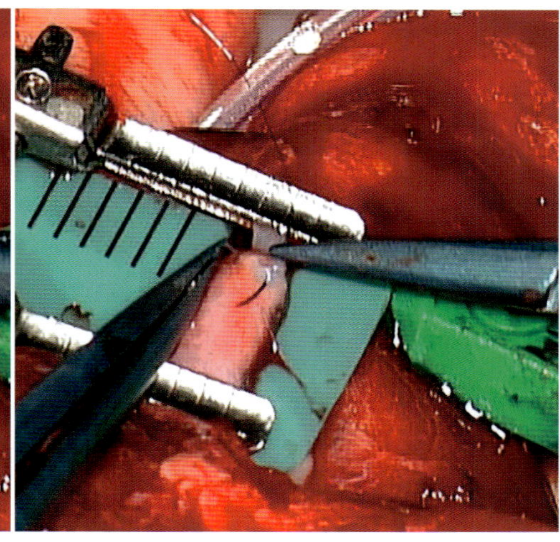

a|b

図 8. 黒針
a：通常の針は光沢を有する銀色であり，無影灯や手術用顕微鏡の光を容易に反射する．
b：黒針は光をほとんど反射しないため，視認性がきわめて高く，術者の目も疲れない．同じ径の通常針よりも太くみえる．

きいと針穴からリンパ液が漏れ出すことになる．リンパ管吻合に関しては，可能な限り細い針を用いる方がよい．

B．直　針

一般に直針で生体組織を縫合するためには，組織を「めくる」必要がある．ある程度の厚みがある組織では，この操作が難しいため直針による縫合が適さない．しかし，脈管壁や神経上膜は手術操作の対象としてはかなり薄いため，直針でも容易に縫合することができる．マイクロサージャリーにおける直針の有用性として，持針器先端で二次元の動きしかしないため弯曲針に比べると把持しやすいこと，針を押し出す動きだけでよいため運針が単純であることなどが過去の文献では考察されている[4]．実際に用いてみると，針先の位置と向きをコントロールしやすいため，意図した通りに針を動かせることが最大の利点である．直針の利点が最も活かされるのは，back-wall technique の後壁側縫合とリンパ管吻合であり，難度が高いとされるこれらの手技を比較的容易に行うことができるようになる(図 7)．

C．黒　針

通常の縫合針は光沢を有する銀色であり，無影灯や手術用顕微鏡の光を反射する．そのため光度が高いほど視認性が悪くなり，また術者の目が疲れる一因にもなる．これを解決するため，現在メーカーに依頼して「黒針」を製作してもらっている．まだ市販前の段階であるが，試用してみた印象では視認性がきわめて高く，縫合針を組織に刺入するところの詳細を確認することができる(図 8)．

器械台や床の上で見やすいことも大きな長所であると考えている．

おわりに

「弘法筆を選ばず」という言葉があるが，「筆を選ばなかった」というエピソードが文献で記されているのは唐代の書家であった欧陽詢であるとされる(『唐書 欧陽詢伝』)．実際の弘法大師は「良工先利其刀　能書必用好筆　刻鏤随用改刀　臨池逐字変筆(工に優れる者はすべてに優先して刃を手入れする．字に優れる者は必ず良い筆を用いる．工に優れる者は彫り物に合わせて刀を代える．書でも書風に合わせて筆を代えると良い．)」(『遍照発揮性霊集』)と述べており，むしろ道具の重要性を説いていたようである．

もちろん道具に頼りきって手技の修練を怠ることがあれば本末転倒であるが，弘法大師の時代から職人の世界では，道具を大切にし，道具にこだわることが重要視されてきた．手術器械・材料の選択は，患者因子や術者の技術レベルと相関しない独立パラメーターである．比較的容易に最適化を図ることが可能なため，大いにこだわる価値がある．

参考文献

1) 波利井清紀：マイクロサージャリーの基本手技．克誠堂出版，2015.
Summary　世界的泰斗がマイクロサージャリーの歴史にも触れながら基本手技について解説している．すべてのマイクロサージャンにとって必読の書籍．
2) 小林寛伊ほか：非吸収性縫合糸の家兎背筋内埋没試験：36 カ月に至る検討．手術部医学．**10**：143-147，1989.
3) 橋川和信：【神経修復法―基本知識と実践手技―】末梢神経縫合―端々縫合と端側縫合―．PEPARS．**78**：16-22，2013.
4) Buncke, H. J. Jr., et al.：The advantage of a straight needle in microsurgery. Plast Reconstr Surg. **47**：602-603, 1971.

PEPARS No.128：18-27，2017

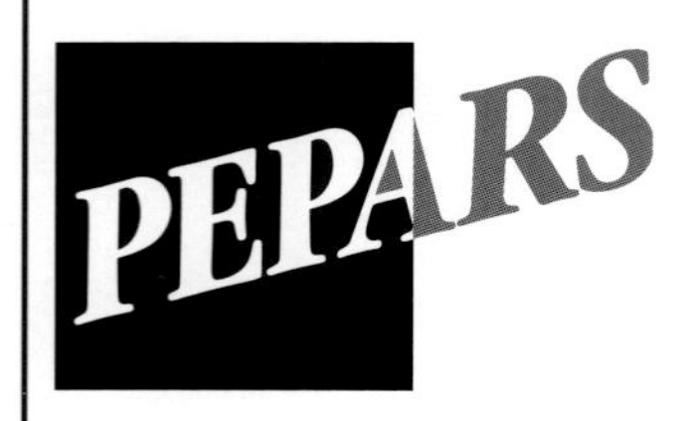

◆特集／Step up！マイクロサージャリー ―血管・リンパ管吻合，神経縫合応用編―

切断指再接着における血管吻合のコツ
―両端針付きナイロン縫合糸を用いた Untied Stay Suture 法―

長谷川健二郎*

Key Words：Untied Stay Suture 法(Untied Stay Suture method)，再接着術(replantation)，マイクロサージャリー(microsurgery)，ウルトラマイクロサージャリー(ultramicrosurgery)，スーパーマイクロサージャリー(supermicrosurgery)

Abstract 筆者らの考案した Untied Stay Suture 法は，1st・2nd stay suture を untied にして牽引をかけ，後の針の刺入を易しくする方法であり，また，90°の回転範囲で全周が縫合できるという利点を有している．特に指尖部切断において，外径 0.3～0.5 mm 以下の超微小血管吻合を行う場合，従来法では鑷子を内腔に差し込むことができないために，外側から内側(outer to inner)への針の刺入が非常に困難であった．これに対し，マイクロ用両端針付きナイロン縫合糸を用いることにより，内側から外側(inner to outer)の運針で吻合が可能となった．Untied Stay Suture 法に両端針付きナイロン縫合糸を組み合わせることによりその効果は最大限に発揮される．

はじめに

指尖部切断，特に爪レベルの切断(玉井分類[1]：Zone Ⅰ)では，再接着術を行う場合，外径 0.3～0.5 mm 以下の超微小血管を吻合することが多い．そのため吻合には ultramicrosurgery[2]の手技が必要とされ，熟練した術者だけが行える手術であった．これに対し筆者らは Untied Stay Suture 法を考案し，吻合方法でこの問題点を解決してきた[3)～5)]．さらに，マイクロ用両端針付きナイロン縫合糸を用いることにより，鑷子を内腔に差し込むことができない超微小血管でも内側から外側(inner to outer)の運針で容易に吻合が可能となった[6]．

* Kenjiro HASEGAWA，〒701-0192 倉敷市松島 577 川崎医科大学手外科・再建整形外科学教室，教授

理解すべき分類と解剖

切断レベルにより吻合方法が変化するので，玉井の Zone 分類[1](図 1)と指尖部における動脈・静脈の解剖(図 2)は十分に理解しておく必要がある．

1．動 脈

動脈吻合は Zone Ⅲより近位では固有指動脈を吻合する．この橈尺側の固有指動脈は末節骨掌側においてアーチ(distal transverse palmar arch；DTPA)を形成する．DTPA は概ね Zone Ⅰと Zone Ⅱの中間に存在し，ここから末梢に向かって数本の縦走する終末枝が分岐する(図 2-a)．Zone Ⅱでは DTPA を利用することができるが，Zone Ⅰではこの終末枝を吻合することになる．中央付近の末節骨の掌側に比較的太い終末枝を認めるが，多くの場合外径 0.3～0.5 mm 以下の超微小血管吻合が必要となる．

2．静 脈

静脈吻合は Zone Ⅲより近位では背側皮静脈系

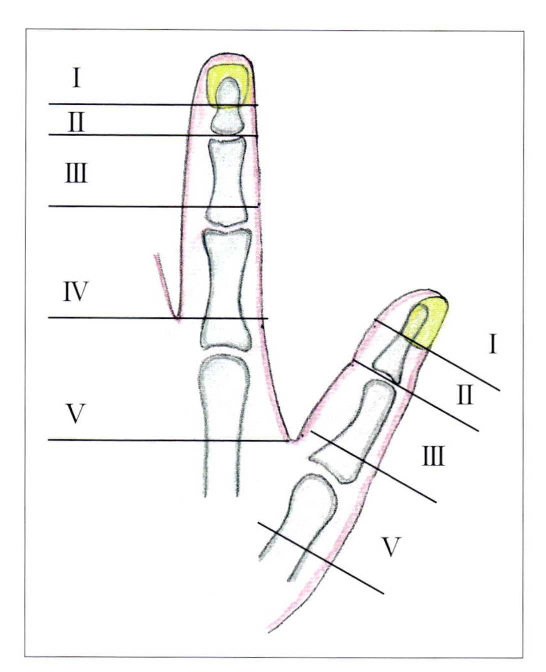

図 1.
切断レベルの分類(玉井の Zone 分類)[1)]

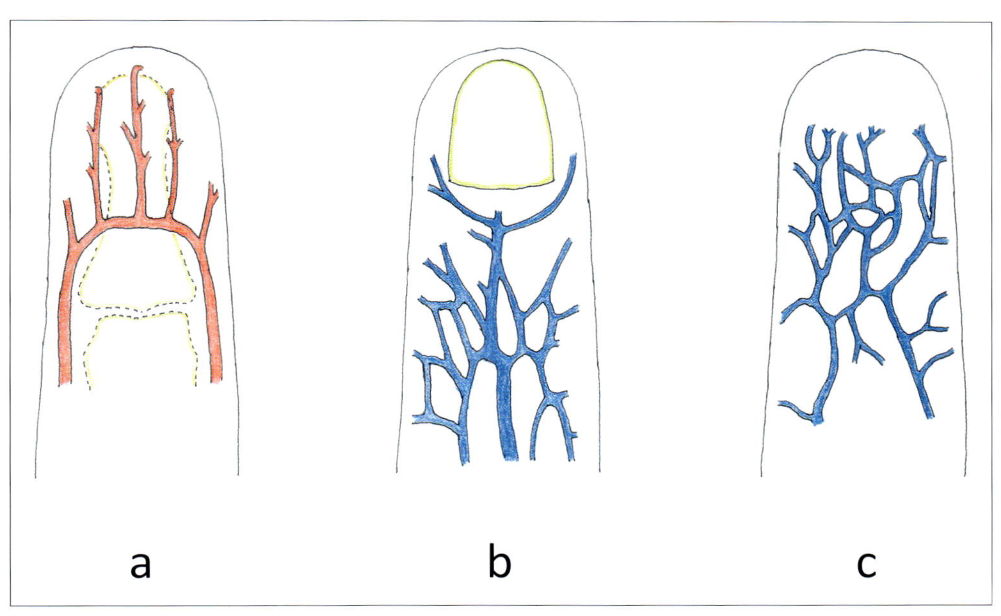

図 2. 指尖部の動脈・静脈解剖
a：掌側の動脈解剖　b：背側の静脈解剖　c：掌側の静脈解剖

の直径 1.0～1.5 mm 程度の静脈を吻合する．Zone Ⅱでは背側皮静脈系の dorsal terminal vein(図 2-b)が利用できるが Zone Ⅰでは掌側皮下の網目状の静脈(図 2-c)を吻合することになり，動脈と同様に多くの場合 0.3～0.5 mm 以下の超微小血管吻合が必要となる．

指尖部切断(Zone Ⅰ・Ⅱ)における血管吻合(両端針付きナイロン縫合糸を用いた Untied Stay Suture 法)(図 3)

指尖部切断における再接着の成功のポイントは切断指側の細動脈・静脈の同定にある．

近位側の探索は動脈の拍動や駆血帯による静脈

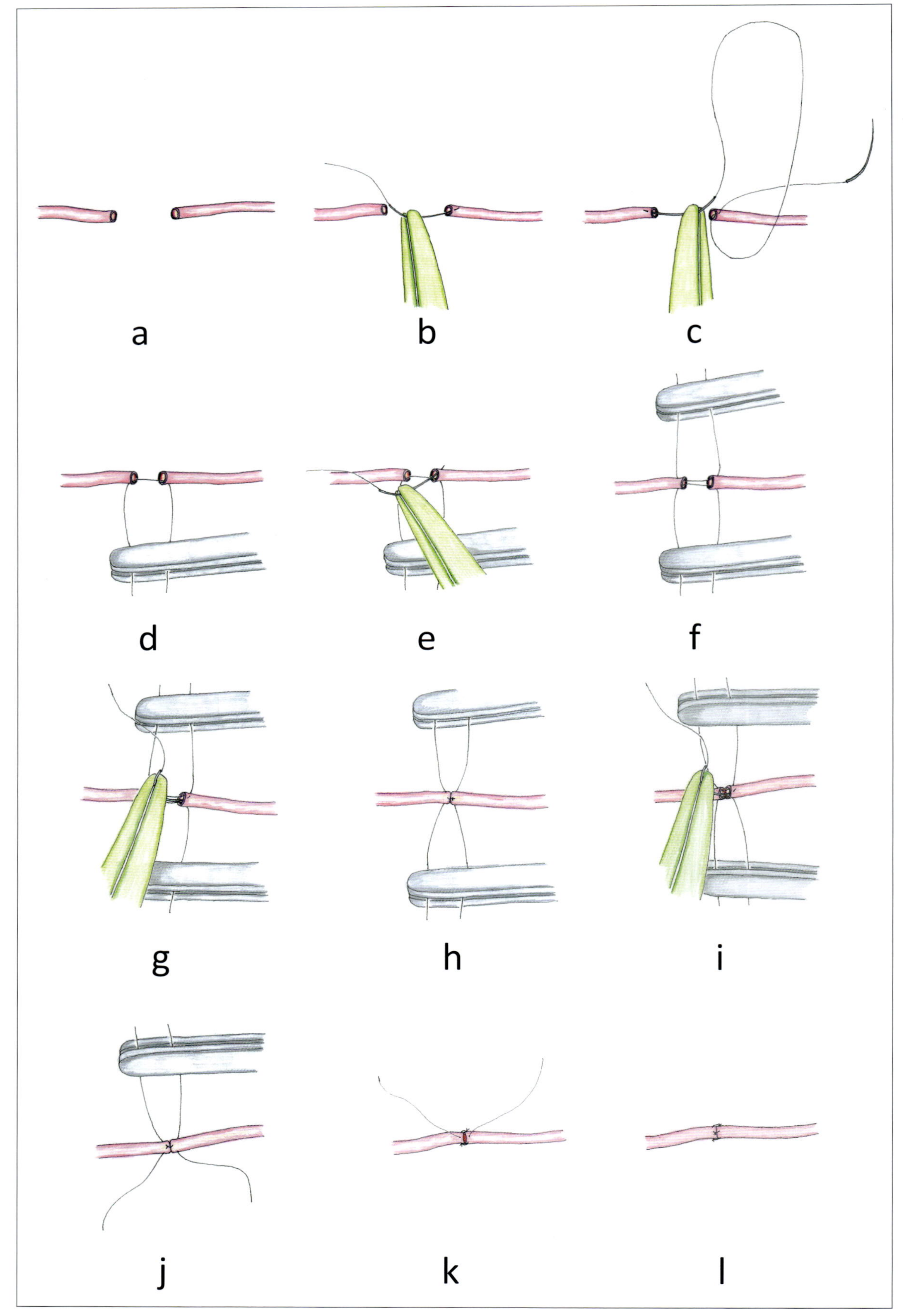

図 3. 両端針付きナイロン縫合糸を用いた Untied Stay Suture 法

の拡大により比較的簡単に吻合血管を決定することができる．これに対し切断指側の細動脈・静脈の探索は前述した解剖学的特徴を参考に顕微鏡下に慎重に行う必要がある．DTPA からの終末枝および掌側皮下の網目状の静脈の探索には近位側で見つかった動脈・静脈の位置も参考になる．筆者らは 1 本の動脈と 1 本の静脈を基本的に吻合するようにしている．直接血管吻合ができないと予想された場合には，切断指側の細動脈･静脈に前もって静脈移植を行う（図 4）．静脈移植に使用できる細静脈は母指球部，指背側部から採取できる．静脈が見つからない場合には，動脈のみを吻合し，血流を再開しうっ血させて静脈を探す．動脈血行再開後数分待てば静脈は開いてくる．またやや深部で逆流してくる動脈枝があればこれを中枢側静脈に吻合するのも有用である．

血管吻合は外径 0.3～0.5 mm 以下の超微小血管を吻合することが多い．血管径が極端に小さくなると，鑷子を内腔に差し込むことができないために，外側から内側（outer to inner）への針の刺入が非常に困難となるため，針はマイクロ用両端針付きナイロン縫合糸の 11-0 ナイロンまたは 12-0 ナイロンを用いる（図 5-c）．鑷子はラウンドハンドルタイプの No. 5 マイクロ鑷子が先端プラットホーム付きで操作性に優れており便利である（図 5-b）．

まず 1st stay suture を，最も針の入れやすい表面（前壁）から刺入し（図 3-a～c），結紮せずに untied にする．この糸は抜けないように血管クリップで 2 本まとめて挟んでおく（この時，血管クリップは脳外科で使用する杉田の血管クリップが最も適している（図 5-a））．この糸を利用して，血管を 90° 回転させ（図 3-d），次に，1st stay suture から 180° 対側に 2 nd stay suture を通し（図 3-e），この糸も結紮せずに untied にし，同じサイズの血管クリップをかける（図 3-f）．両方の糸に適度の牽引をかけることにより血管の内腔が確認しやすくなり，血管壁に緊張がかかるため次の針の刺入はより簡単になってくる．次に第 3 針目（4 針目）

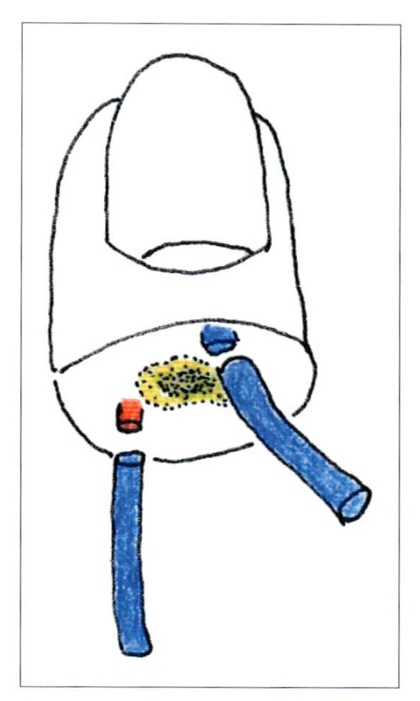

図 4． 静脈移植による指尖部再接着

を通し（図 3-g），結紮する（図 3-h）．片側の縫合が終了したら，1st stay suture を元の位置に戻し，今度は反対側に 90° 回転させる．同様に第 4 針目（5 針目）を通し（図 3-i），結紮する．そして必ず，裏側になる 2 nd stay suture を先に結紮し（図 3-j），1st stay suture を元の位置に戻し（図 3-k），結紮して吻合を終了する（図 3-l）．

指切断（Zone Ⅲ・Ⅳ・Ⅴ）における血管吻合（片針付きナイロン縫合糸を用いた Untied Stay Suture 法）（図 6）

Zone Ⅲより近位での指切断における再接着術の成功のポイントは，いかに内膜のダメージを受けていない血管を吻合するかである．鋭的切断の症例は限られており，鈍的・挫滅・引き抜き切断による内膜のダメージを受けていることが多い．静脈は指背側正中にある静脈の余分な枝を結紮，切断し緊張をとって延長することにより，端々吻合できることが多い（図 7）が，緊張がかかる場合には静脈移植をためらわず行っている．動脈は延長することが難しく，静脈移植，静脈皮弁，血管移行（図 8）によって再建することが多い．

静脈移植に使用できる静脈は前腕遠位掌側から採取できる．筆者らは，動脈は両側指動脈のどち

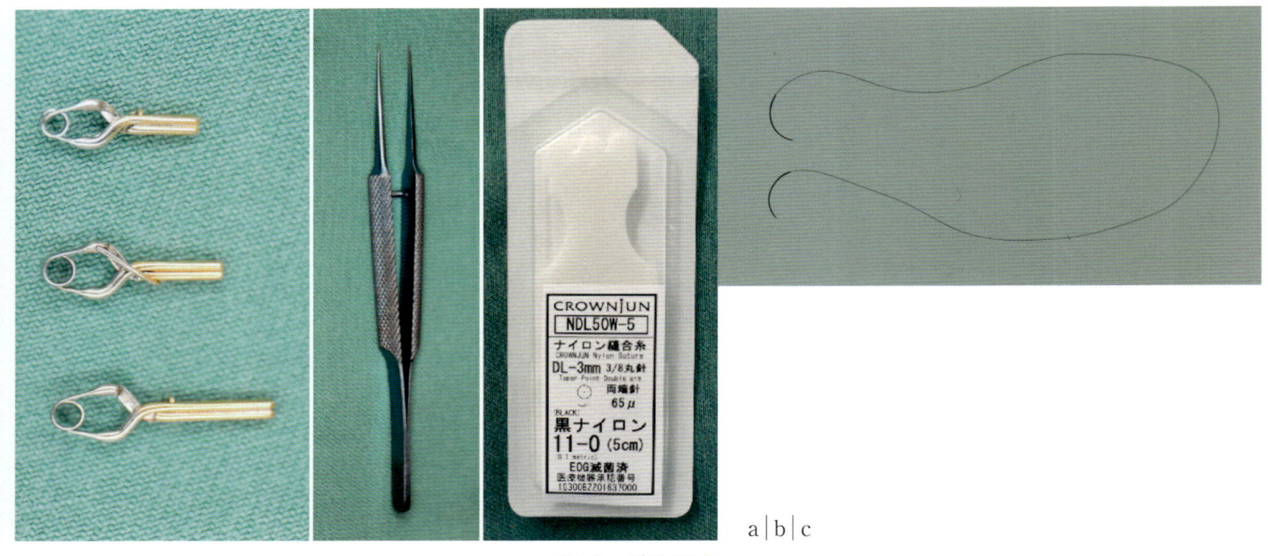

図 5. 手術器具

a：杉田クリップ(ミズホ)
b：スーパーマイクロピンセット(村中医療器)
c：両端針付きナイロン縫合糸(河野製作所). 針の直径：12-0；50 μm, 11-0；65 μm, 10-0；100 μm

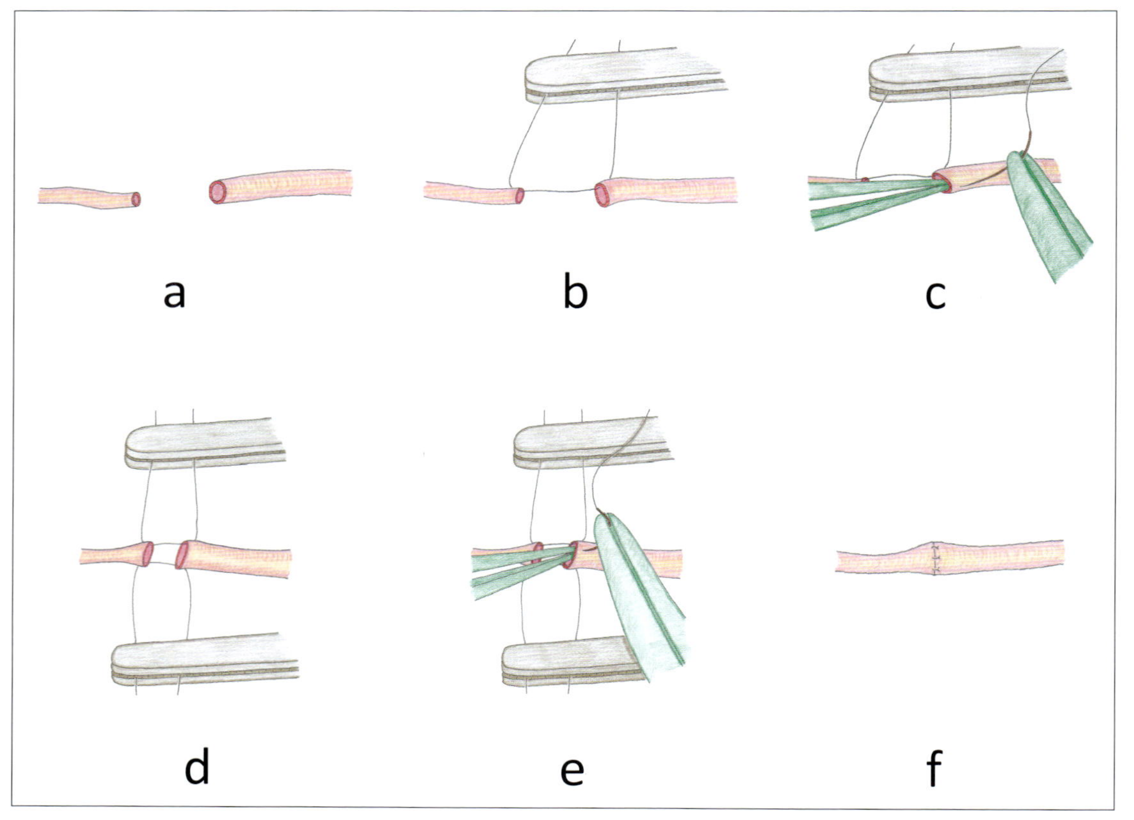

図 6. 片針付きナイロン縫合糸を用いた Untied Stay Suture 法

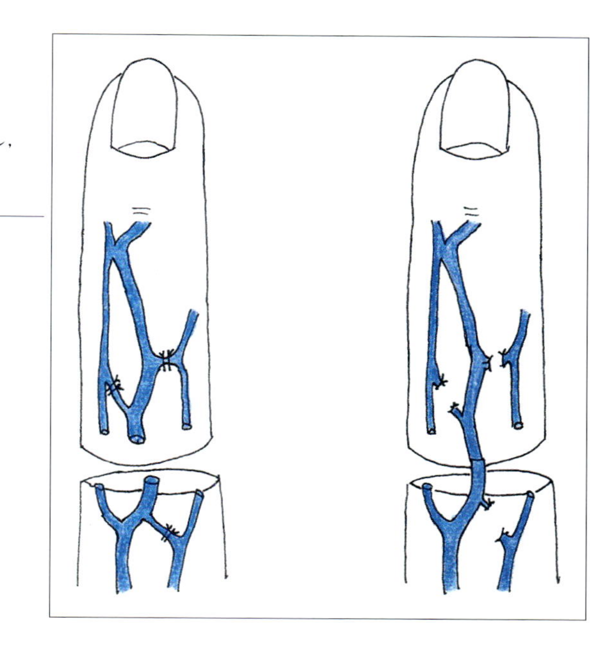

図 7.
静脈吻合の工夫
吻合する静脈の余分な枝を結紮・切断し，
静脈を切断端に延長する．

らか条件のよい方の１本と静脈は背側皮静脈系の正中にある比較的太い静脈１本を基本的に吻合している．

Zone Ⅲより近位での血管吻合では，血管の外径は1.0 mm 前後かそれ以上の太さがあり，No.5 のマイクロ鑷子先が内腔に十分差し込むことができるため，従来のマイクロサージャリー[7]でも吻合は可能であるが，片針付き 10-0 ナイロン縫合糸を用いた Untied Stay Suture 法(図 6)を用いることにより，より安全で容易に吻合が可能となる．吻合手順は両端針付きナイロン縫合糸を用いた Untied Stay Suture 法(図 3)と同じであり，特徴は，1)最初の１針目が最も針の入れやすい表面(前壁)から刺入できる．2) 1st stay suture を untied にして残すことにより血管内腔の確認が容易となるため，2nd stay suture が通しやすい(図 6-b, c)．3) 1st・2nd stay suture を untied にして牽引をかけることにより，内腔が広がり，血管壁に一定の緊張がかかるため，後の針の刺入がより易しくなり，結紮時の血管の捻じれが生じにくい(図 6-d, e)．4)両面を縫合するための血管の回転が 90° で済む，ことが挙げられる[3)～5)]．

後療法

1．うっ血に対する工夫(図 9)[7]

指尖部切断(Zone Ⅰ・Ⅱ)でどうしても静脈が見つからず，静脈吻合ができなかった場合にはフィッシュマウスを作成し，骨接合の目的で指尖

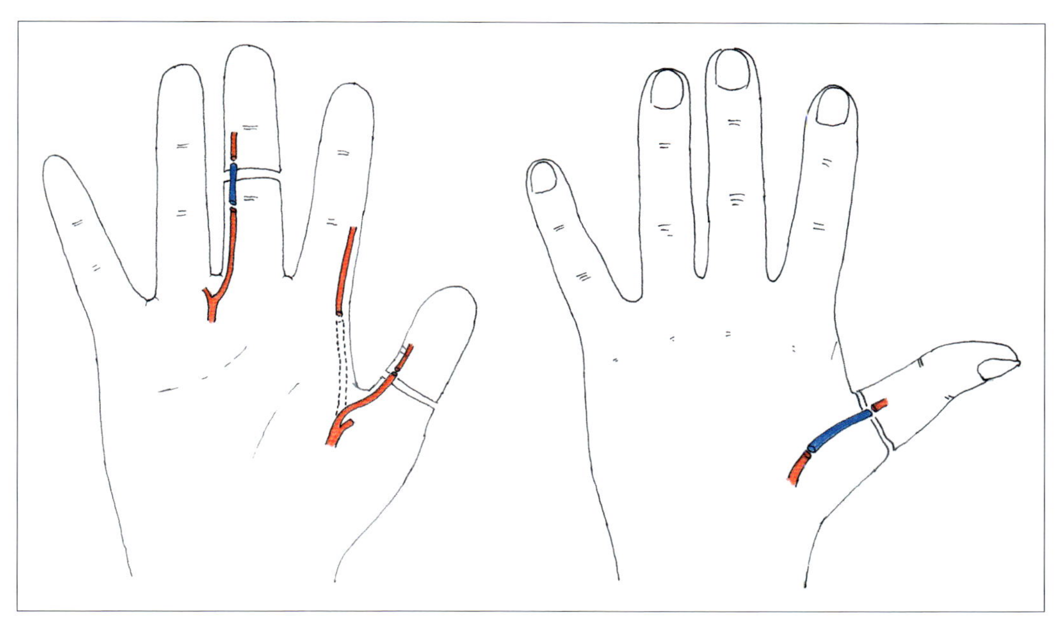

図 8．動脈が端々吻合できない場合の工夫
静脈移植，血管移行による動脈の再建

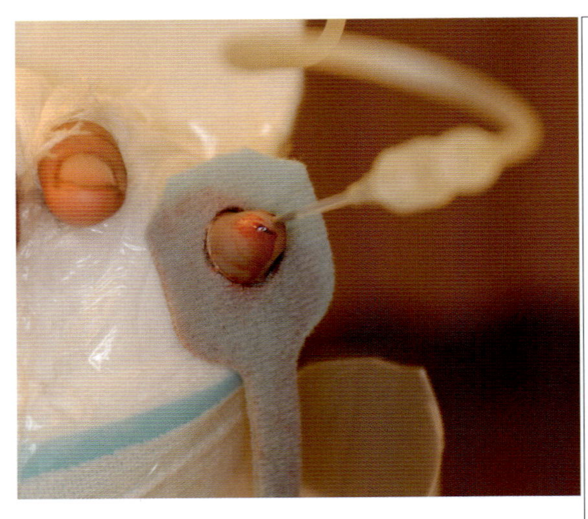
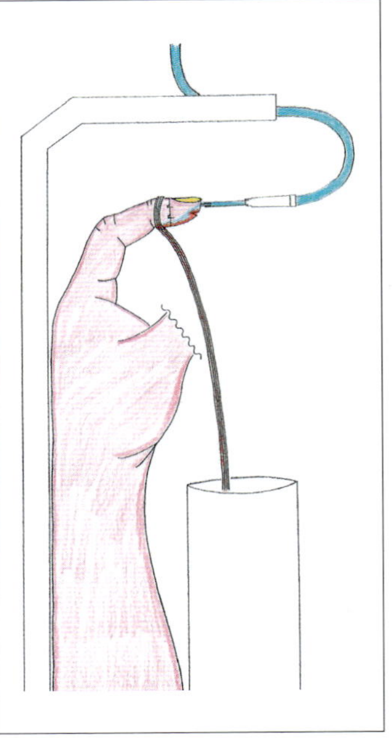

図 9.
フィッシュマウスとヘパリン加生理食塩水の持続滴下療法

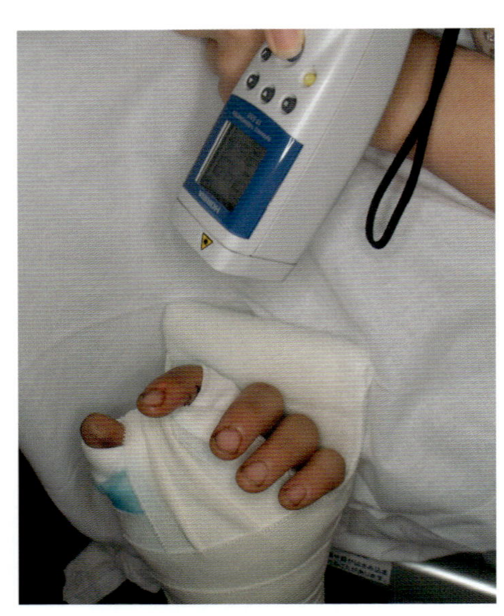

図 10. 非接触型皮膚温度計による皮膚温度測定

部から刺入した Kirschner wire の先端に静脈カテーテル(JELCO)を差し込み，ヘパリン加生理食塩水の持続滴下療法を行っている[7]（図 9）．術後 4～5 日経過するとうっ血傾向はなくなってくる．

2．術後管理

血管攣縮予防のため，術後 1 週間はベッド上安静とし，患肢の固定，挙上，保温に努める．30° までのベッド挙上は許可している．患肢に直接冷風が当たらなければ，部屋の温度は患者が快適な温度（筆者らは 25～26℃ を目安にしている．）に保ち，必要以上に高くする必要はない．

3．血流状態のチェック

血流状態のチェックは医師と看護師で行っている．術後安定するまでは 2 時間ごとにチェックし，安定したら 4 時間～6 時間ごとに症例に合わせて延長している．血行不全を疑った時には必ず術者に連絡し，指示を仰ぐことが重要である．情報を互いに共有することをくり返すことにより，その施設の術後管理のレベルは向上していく．具体的なチェックの方法は，指尖部の色調・capillary refill・皮膚の緊張・皮膚温度を観察する．客観的指標として，種々の血行モニター法が開発されてきた[8]が，非接触型皮膚温度計が最も簡便で，コストも低く，血管攣縮の原因にもならない（図 10）．

4．抗凝固療法

ウロキナーゼ 12～24 万単位/日，プロスタグランディン製剤 80～120 μg/日，ヘパリンナトリウム 6,000～18,000 単位/日，を約 1 週間投与している．

5．リハビリテーション

術後，血管攣縮のない安定した症例では術後 2 週間目より自動運動を開始し，3 週間目より他動運動を行っている．

a
b
c

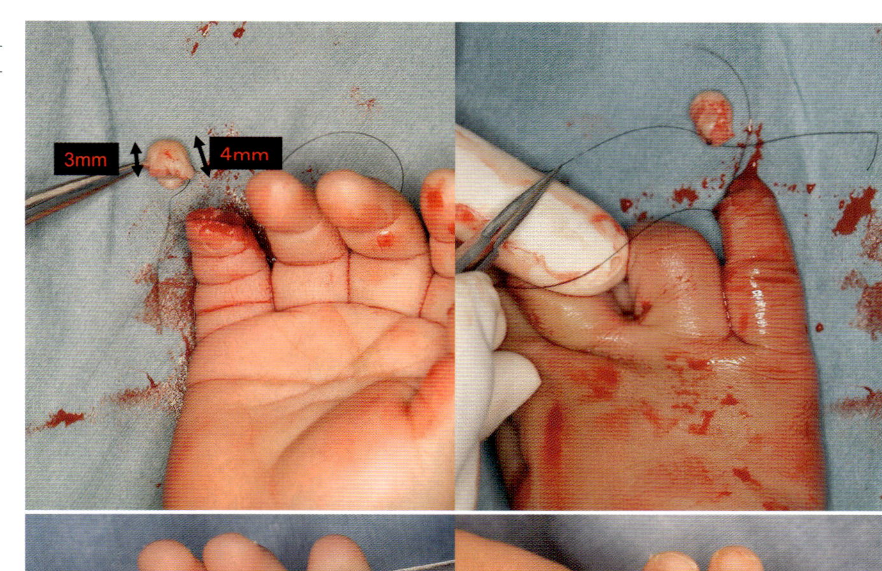

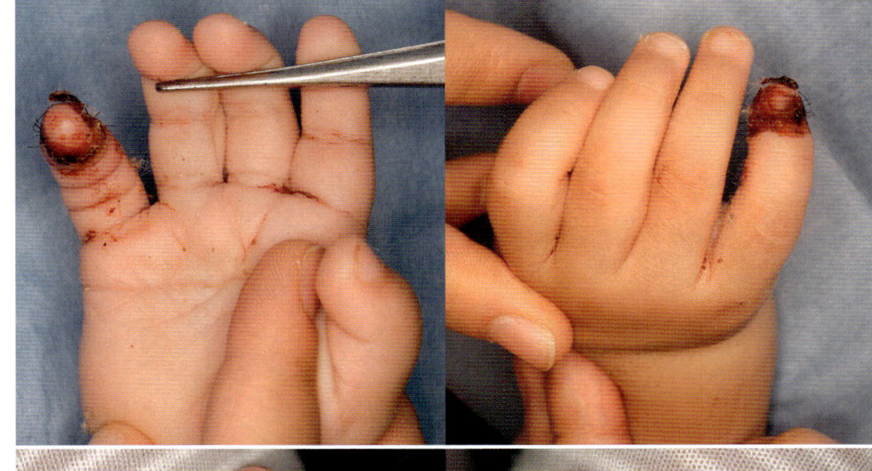

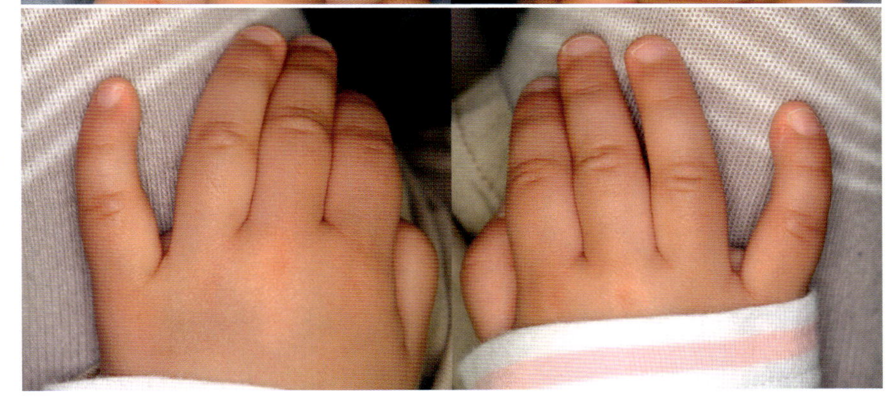

図 11.
Untied Stay Suture 法による再接着症例
症例 1：生後 12 か月，女児．右小指完全切断(玉井分類 Zone Ⅰ)
a：術前
b：術後 7 日目，生着時
c：術後 7 か月

代表症例

症例 1：生後 12 か月，女児(図 11)

凍結した 2 *l* ペットボトルが落下してきて受傷した右小指完全切断(Zone Ⅰ)であった(図 11-a)．動脈 1 本と静脈 1 本を Untied Stay Suture 法で血管吻合術を施行し生着した(図 11-b)．受傷より 7 か月経過した状態では，爪を含めた指尖部の形態は良好で，関節可動制限も残していない(図 11-c)．

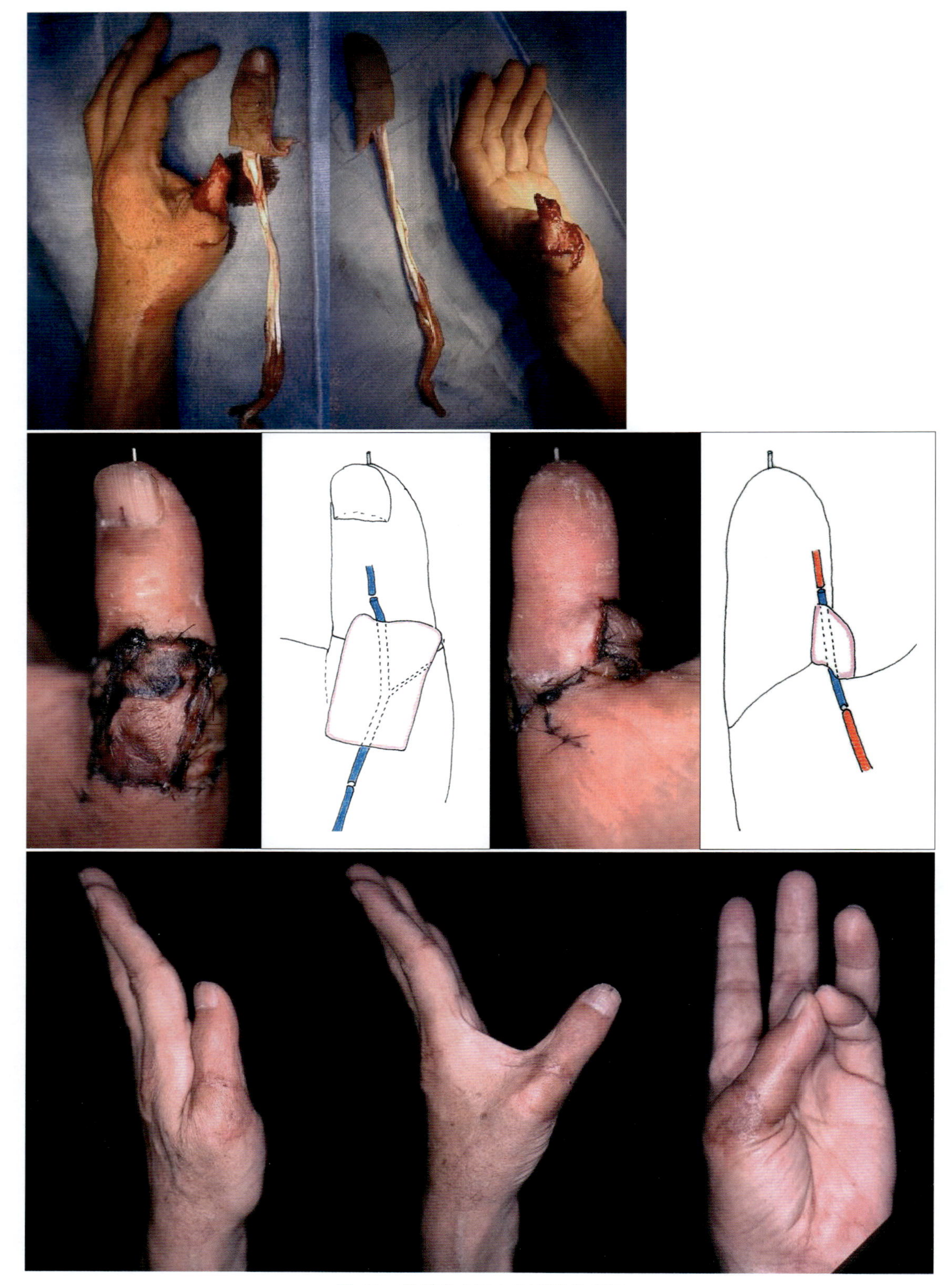

図 12. 静脈皮弁による再接着症例

a / b / c

症例 2：50 歳，男性．左母指 degloving 損傷

a：皮膚剝離を伴った完全切断で，長母指屈筋腱・長母指伸筋腱が引き抜かれていた．

b：静脈皮弁を用いて動脈・静脈の血行再建を行った．

c：術後 6 か月

症例 2：50 歳，男性（図 12）

ベルトに巻き込まれて受傷した左母指引き抜き完全切断（Zone Ⅲ）であった（図 12-a）．静脈皮弁を用いて動脈・静脈の血行再建を行った（図 12-b）．術後経過は良好で，受傷より 6 か月経過した状態では，他指との対立も可能であり，原職に復帰された（図 12-c）．

考　察

1985 年に Yamano[2] が指尖部再接着術において，超微小血管吻合術をウルトラマイクロサージャリーとして報告した．2000 年には Koshima[10] らがリンパ管静脈吻合術において，超微小血管・リンパ管吻合をスーパーマイクロサージャリーとして報告した．両者は特別な吻合法や針を用いることなく，熟練した技術で超微小血管吻合，リンパ管吻合を成功させている．これに対し筆者らは Untied Stay Suture 法を考案し[3)～5)]，さらにマイクロ用両端針付きナイロン縫合糸を導入することにより，外径 0.3～0.5 mm 以下のリンパ管吻合，超微小血管吻合を可能にしてきた[6]．切断指の血管吻合時，術野が狭く，血管を 180° 回転させることが困難な場合には特に本法は有効である．

マイクロ用両端針付きナイロン縫合糸の特徴は 1）針の運針が内側から外側（inner to outer）であり，鑷子先を血管内に入れて操作することがなく，血管内膜を損傷する可能性が最小限に抑えられる，2）内膜側より外膜側に向けて針を進める操作のため，動脈硬化などで，内膜と外膜が剝がれ易い場合でも，両者の剝離は起こり難い，3）後壁をかける可能性が低い，4）針の直径は 12-0 でも 50 μm の太さだが，先端はピンポイントであり，外径 0.3 mm 以下の超微小血管でも，針先を血管内腔に滑り込ませ，容易にナイロン糸を通すことができる，ことが挙げられる．そして，Untied Stay Suture 法と組み合わせることにより，その効果は最大限に発揮されている．欠点は，両端針付き 11-0・12-0 ナイロン縫合糸の価格が片針のものと比べ約 2 倍となり，高価になることである[6]．

参考文献

1）Tamai, S.：Twenty years' experience of limb replantation：review of 293 upper extremity replants. J Hand Surg. **7**：549-556, 1982.
2）Yamano, Y.：Replantation of the amputated digital part of the fingers. J Hand Surg. **10**：211-218, 1985.
3）長谷川健二郎ほか：【四肢のリンパ浮腫の治療】Untied Stay Suture 法によるリンパ管静脈吻合とリンパ管静脈吻合術の有効性．PEPARS．**22**：60-65，2008.
4）長谷川健二郎ほか：Untied Stay Suture 法を用いた小児 Zone Ⅰ指尖部切断再接着術．中四整会誌．**21**(1)：183-188，2009.
5）長谷川健二郎ほか：Untied Stay Suture 法を用いた小児 Zone Ⅰ趾尖部切断再接着術．創傷．**2**(1)：48-51，2011.
6）長谷川健二郎ほか：【下肢組織欠損の修復】下肢のリンパ浮腫に対する Untied Stay Suture 法によるリンパ管静脈吻合術．PEPARS．**57**：83-89，2011.
7）長谷川健二郎，木股敬裕：【縫合の基本手技】マイクロサージャリー：血管吻合．PEPARS．**14**：100-106，2007.
8）長谷川健二郎ほか：指再接着術後の滴下法における工夫．整・災外．**39**：781-784，1996.
9）長谷川健二郎ほか：切断指再接着術後管理におけるパルスオキシメータの有用性．日手会誌．**21**：604-607，2004.
10）Koshima, I., et al.：Supermicrosurgical lymphaticovenular anastomosis for the treatment of lymphedema in the upper extremities. J Reconstr Microsurg. **16**：437-442, 2000.

PEPARS No.128：28-35, 2017

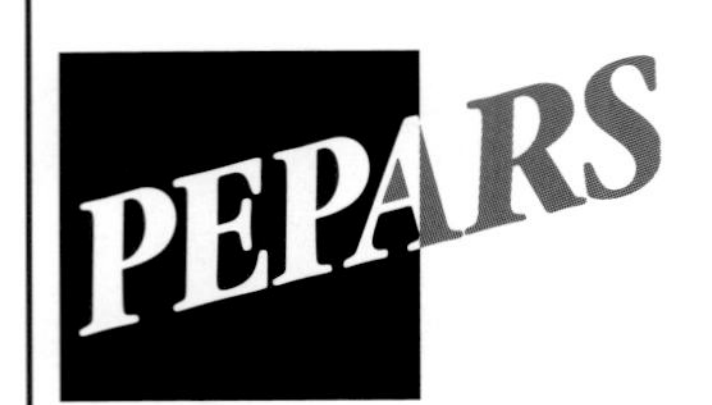

◆特集／Step up！マイクロサージャリー ―血管・リンパ管吻合，神経縫合応用編―

頭頸部再建における血管吻合のコツ

佐々木 薫[*1]　渋谷陽一郎[*2]　関堂 充[*3]

Key Words：頭頸部再建(head and neck reconstruction)，動脈吻合(arterial anastomosis)，静脈吻合(venous anastomosis)，口径差(adjustment of vessel diameter)，端側吻合(end to side anastomosis)，端々吻合(end to end anastomosis)

Abstract　皮弁の血流障害に関連して，血管吻合手技が着目されることが多いが，吻合血管の選択，皮弁・血管茎の配置，術野外での準備，時間配分など，吻合手技以外にも注意すべき点は多い．

動脈は皮弁の血管径に近く十分に拍動している血管を選択し，血管攣縮，動脈硬化性変化に配慮する．静脈は外頸静脈よりも内頸静脈が，そして1吻合よりも2吻合の方が安全性は高いとされる．血管茎は剝離をすることで吻合，配置しやすくなる．吻合時は手術台，患者頸部位置，手台など術野外の準備をすることで安定した吻合を行いやすくなる．吻合血管の口径差が大きい際にはbiangulation法，fish-mouth法，漏斗化処理，分枝を利用した静脈移植，盲端の端側吻合を用いて対応する．早期に起こり得る血栓に対処するために吻合後に時間をとることが重要である．

はじめに

遊離皮弁を用いた頭頸部再建手術は頭頸部癌に対する標準治療となりつつある．しかし皮弁の血流障害は，この術式の成否にかかわる重大な合併症である．

皮弁の血流障害に関連して，血管吻合手技が着目されがちであるが，吻合血管の選択，皮弁・血管茎の配置，術野外での準備，時間配分など，吻合手技以外にも注意すべき点は多い．本稿では，当科で行っている頭頸部再建手術時の血管吻合に関連する注意点・コツについて述べる．

頭頸部再建に用いる血管解剖

1．動脈解剖

頭頸部で最も太い動脈である総頸動脈は外頸動脈と内頸動脈に分岐する．さらに外頸動脈は中枢側から上甲状腺動脈，上行咽頭動脈，舌動脈，顔面動脈，後頭動脈，後耳介動脈，顎動脈，顔面横動脈，頬骨眼窩動脈，中側頭動脈，浅側頭動脈が分枝する．また甲状頸動脈からは下甲状腺動脈，頸横動脈，肩甲上動脈，上行頸動脈が分枝する[1)2)](図1)．

頭頸部再建の移植床動脈として，浅側頭動脈，顔面動脈，舌動脈，上甲状腺動脈，頸横動脈が用いられることが多い(図2)．

2．静脈解剖

頭頸部再建の静脈吻合は，内頸静脈系と外頸静脈系に分けられる．しかし耳下腺部を中心に交通枝が存在しており，必ずしもそれぞれの系統が独立しているわけではない．

内頸静脈には，咽頭静脈，舌静脈，上甲状腺静脈，顔面静脈，下顎後静脈などが合流する．一方，外頸静脈は下顎後静脈，後耳介静脈の合流部より始まり，頸横静脈，肩甲上静脈，前頸静脈が合流する[1)2)](図1)．

[*1] Kaoru SASAKI，〒305-8575 つくば市天王台1-1-1 筑波大学医学医療系形成外科，講師
[*2] Yoichiro SHIBUYA，同，病院講師
[*3] Mitsuru SEKIDO，同，教授

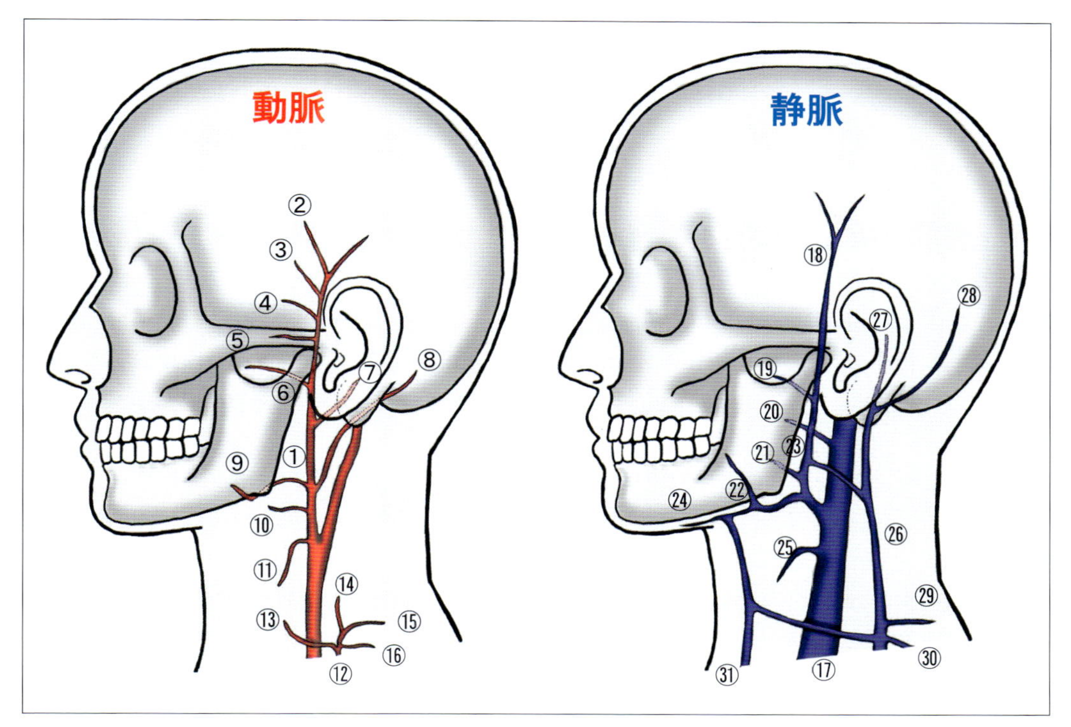

図 1. 動脈(左)と静脈(右)の解剖

① 外頸動脈　② 浅側頭動脈　③ 中側頭動脈　④ 頬骨眼窩動脈
⑤ 顔面横動脈　⑥ 顎動脈　⑦ 後耳介動脈　⑧ 後頭動脈
⑨ 顔面動脈　⑩ 舌動脈　⑪ 上甲状腺動脈　⑫ 甲状頸動脈
⑬ 下甲状腺動脈　⑭ 上行頸動脈　⑮ 頸横動脈　⑯ 肩甲上動脈
⑰ 内頸静脈　⑱ 浅側頭静脈　⑲ 顎静脈　⑳ 咽頭静脈
㉑ 舌静脈　㉒ 顔面静脈　㉓ 下顎後静脈　㉔ オトガイ下静脈
㉕ 上甲状腺静脈　㉖ 外頸静脈　㉗ 後耳介静脈　㉘ 後頭静脈
㉙ 頸横静脈　㉚ 肩甲上静脈　㉛ 前頸静脈

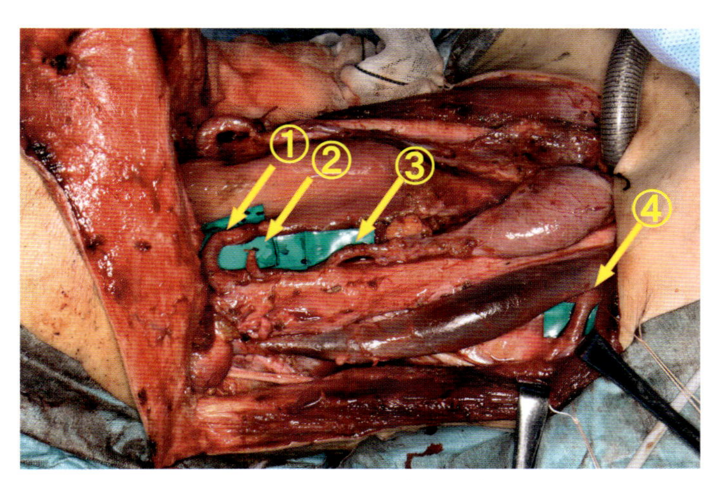

図 2. 術中の移植床動脈

① 顔面動脈　② 舌動脈
③ 上甲状腺動脈　④ 頸横動脈

吻合血管の決定

頭頸部再建の主な対象疾患は，口腔，咽頭などの悪性腫瘍である．疾患背景として，喫煙歴，高齢，放射線照射歴など血管の状態に問題がある場合が多く，術前，術中の吻合血管決定に配慮が必要である．

1．術前評価

吻合血管を評価する術前の画像診断はCT，超音波が有用である．CTは3次元画像を構築することで，術前のイメージがつかみやすく[3]，既手術例や放射線照射例では特に有用である．一方超音波は2次元ではあるが，流量，流速が測定でき，機能的，定量的な血管評価が可能である[4]．

2．術中評価

術中は，移植床動脈の決定に際し，血管径，血流量，動脈硬化性変化について評価する．

まず血管径については，皮弁の血管径に近いものを選択する．切除により移植床血管の選択の余地がなく，径の異なる血管吻合を行う際は工夫が必要である．口径差の解消方法については後述する．

血流量の点からは，まず十分に拍動している血管を選択する．次に，血管攣縮は血流量に影響するため，我々は移植床動脈の剝離は吻合までに時間的な余裕をもって行う．剝離後は4%リドカインを外用し，血管吻合時までに剝離操作刺激による血管攣縮の解除を行うようにしている．

動脈硬化性変化の所見として，血管壁の石灰化，内膜の易剝離性がある．石灰化は血管断面や，血管内腔に視認することができる．さらに硬化性変化が強い場合は触診でわかることもある．内膜の易剝離性によって，血管吻合時に内膜をとらえそこなったり，剝離した内膜が内腔に反転したりすることで吻合部血栓リスクが上がる．したがって，内膜剝離を起こさないような愛護的な血管操作が必要である．特に血管切離時に血管が押しつぶされることで内膜剝離が起こることがあるため，我々は血管断端の新鮮化の際には，血管壁を全周性に切開し内膜剝離を起こさない配慮をしている[5]．

移植床静脈については，2つの点について昔から議論の対象になっている．

1つ目は，移植床静脈は内頸静脈系がよいのか，外頸静脈系がよいのかという議論であり，内頸静脈の方が統計的には優位である報告は多い[6]．外頸静脈は体表に近いため外的な機械的圧迫を受けやすいこと，また静脈弁が悪影響を及ぼしやすいことが原因と考えられている[7]．しかし，内頸静脈においても，比較的高頻度に血栓を形成しているという報告があり[8]，またその一部では皮弁壊死に至る報告もあり注意が必要である[9]．

もう1つは，静脈吻合数は1吻合か2吻合かという議論である．2吻合の方が再手術は少なかった[10]，あるいは皮弁うっ血のリスクを下げる[11]という報告があり，2吻合が優位とする文献が多い．しかし両者に差はみられないという報告や[12]，実験的には，1吻合の方が1吻合部あたりの流量はよいため，ルーティーンに2吻合を行うことに反対する意見もある[13]．

また，静脈吻合数は移植床だけではなく，皮弁側の要素によっても規定される．主要な皮弁である前外側大腿皮弁，腹直筋皮弁などの血管茎基部では，2本の伴走静脈が合流し1本になっている場合がある．内頸静脈系，外頸静脈系いずれか一方しか選択できない場合には1吻合とするが，いずれも選択可能な場合は，あえて皮弁静脈を2本に分けて2系統の移植床静脈に吻合する選択もある．我々は原則として2吻合，しかし2吻合行うことで血管径全体に緊張が生じる場合などは1吻合としている．

動脈，静脈いずれにおいても術中の内膜損傷に関して注意が必要である．長時間クリップを使用することが内膜損傷の原因になると言われており，クリップ使用時間を短くすることは重要である[14]．したがって，移植床血管は切り離されていることも多いが，そうでない場合は，吻合直前に切離するのがよいと思われる．

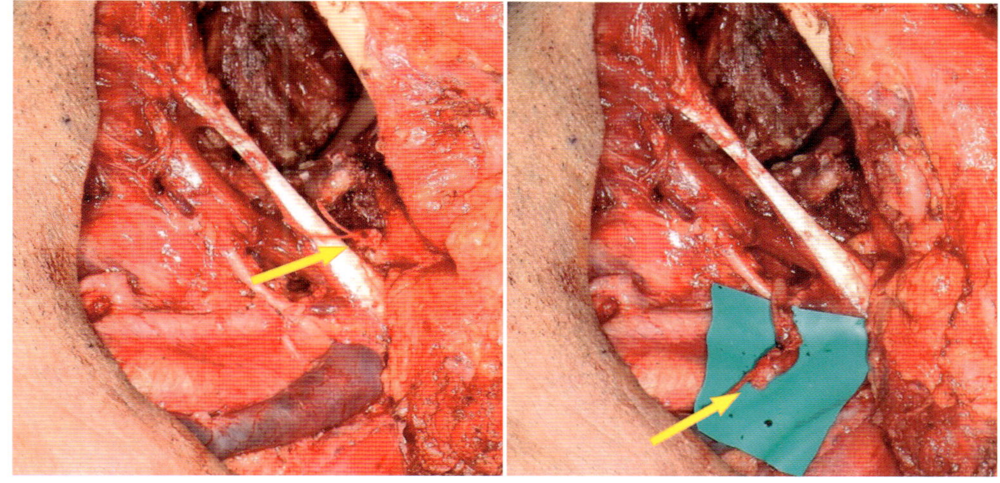

a|b　**図 3.** 顔面動脈(矢印)の配置変更(右が頭側)
a：顔面動脈剝離前の状態．頸部廓清操作により結紮されている．
b：顔面動脈剝離を行い顎二腹筋の裏を通すことで血管茎の長さを稼げる．

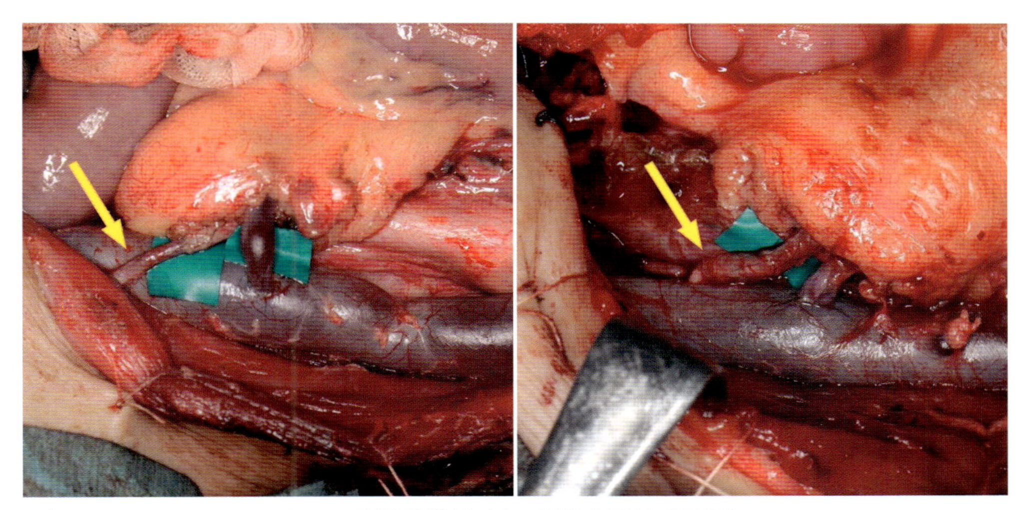

a|b　**図 4.** 頸横動脈(矢印)の配置変更(右が頭側)
a：基部まで剝離を行わずに吻合し，内頸静脈に騎乗している．
b：基部まで剝離し内頸静脈の内側に誘導することで，血管茎の長さを稼ぎ，内頸静脈への騎乗を解除できる．

血管茎配置

皮弁の位置が決まったところで血管茎の配置を考える．術中は頸部伸展位になっていることが多いため，それを考慮し吻合位置，血管茎の長さを決定する．

移植床動脈の準備としては，吻合のしやすさ・血管茎配置の自由度を高めるために，我々は動脈基部まで剝離することが多い．顔面動脈では，外頸動脈の分岐まで剝離し顎二腹筋の裏面を通し尾側へ誘導することで，血管茎を長く確保でき吻合しやすくなる(図 3)．また，頸横動脈では，そのまま吻合すると内頸静脈に騎乗する形となり，内頸静脈の圧迫や，血管茎の緊張の原因となり得る．頸横動脈を基部まで剝離し，内頸静脈と総頸動脈の間に配置することで，内頸静脈への騎乗は解消し，血管茎の取り回しがしやすくなる(図 4)．

同様に外頸静脈を基部まで剝離すると，胸鎖乳

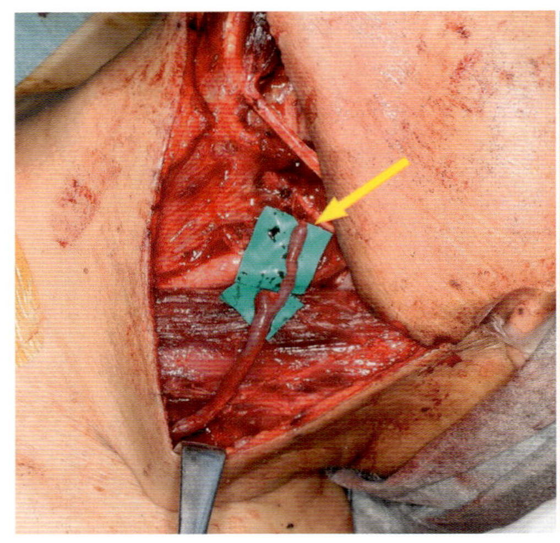
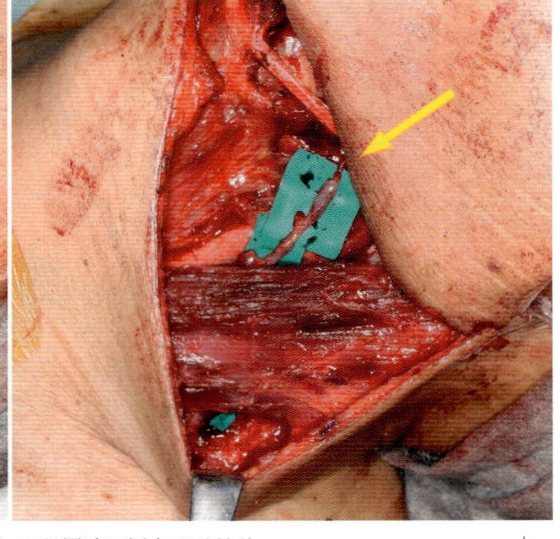

図 5. 外頸静脈(矢印)の配置変更(右が頭側)　a|b

a：配置変更を行っていない状態

b：外頸静脈を基部まで剝離し，胸鎖乳頭筋裏を通すことで，血管茎の長さを稼ぎ，表層からの圧迫の影響を受けにくくなる．

突筋裏面を通すことが可能になる．深部を通ることで体表からの外力の影響を受けにくくなることと，血管柄を長くとることができる利点がある(図5)．

血管茎の剝離は移植床血管だけでなく皮弁血管についても重要な処置である．動静脈を長めに剝離しておくと，自然な位置に血管を配置することが可能になる．

血管茎の長さについては，理論的には長い血管茎は血管抵抗を上昇させるため，短いものより皮弁血流は悪くなる．しかし，短い血管径に起因する吻合部の緊張を予防するため，我々は，血管茎は短いよりは長い方がよいと考えている．

血管吻合の準備

血管吻合を行う前には術野外での準備が大切である．技術的・精神的に安定して手術を行うために，いつも同じ状況で吻合に臨むことが重要である．我々は，まず患者さんの頸部を伸展，吻合側と逆に回旋させる．さらに術野が平坦になるように手術台を対側に回転させる．そして手術覆布を重ね，創部の手前に手台を作る．背筋は軽く伸ばし，肘関節は90°前後の屈曲位，肩に力の入らないリラックスした姿勢で，椅子，ベッドの高さ，顕微鏡の焦点距離，接眼レンズの角度を調節する．術野においても，ガーゼなどを用いて血管の位置を調整し，なるべく平坦な術野で縫合を行うようにする．

血管吻合

血管吻合で最も重要なことは内膜同士の接合性であり，血管内腔に内膜以外の組織が露出しないようにすることである．当科の血管吻合手技については過去に詳述しており参照していただけると幸いである[5]．

動脈壁は内膜，中膜，外膜の3層からなるが，部位によって壁の厚みが違うため，条件のよい部位で吻合することが重要である．吻合血管の壁の厚みの差が大きい場合は内膜の適合性が悪くなりやすい．そのような場合は壁の厚い血管の外膜を多めに切除すると内膜同士を合わせやすい．我々は，動脈は原則として端々吻合を行っている．

静脈は内膜，外膜の2層からなり，動脈に比べ壁が薄い．そのため壁の厚さの差で困ることは少ないが，外膜を剝がしすぎることで血管壁が脆弱になることがあるため注意が必要である．静脈は端側吻合，端々吻合を状況に応じて使い分ける．静脈は壁の弾性が乏しく，虚脱した静脈は操作しにくい．縫合時にはバックグラウンドの細工をしたり，枠付きダブルクリップを用いたりして，静

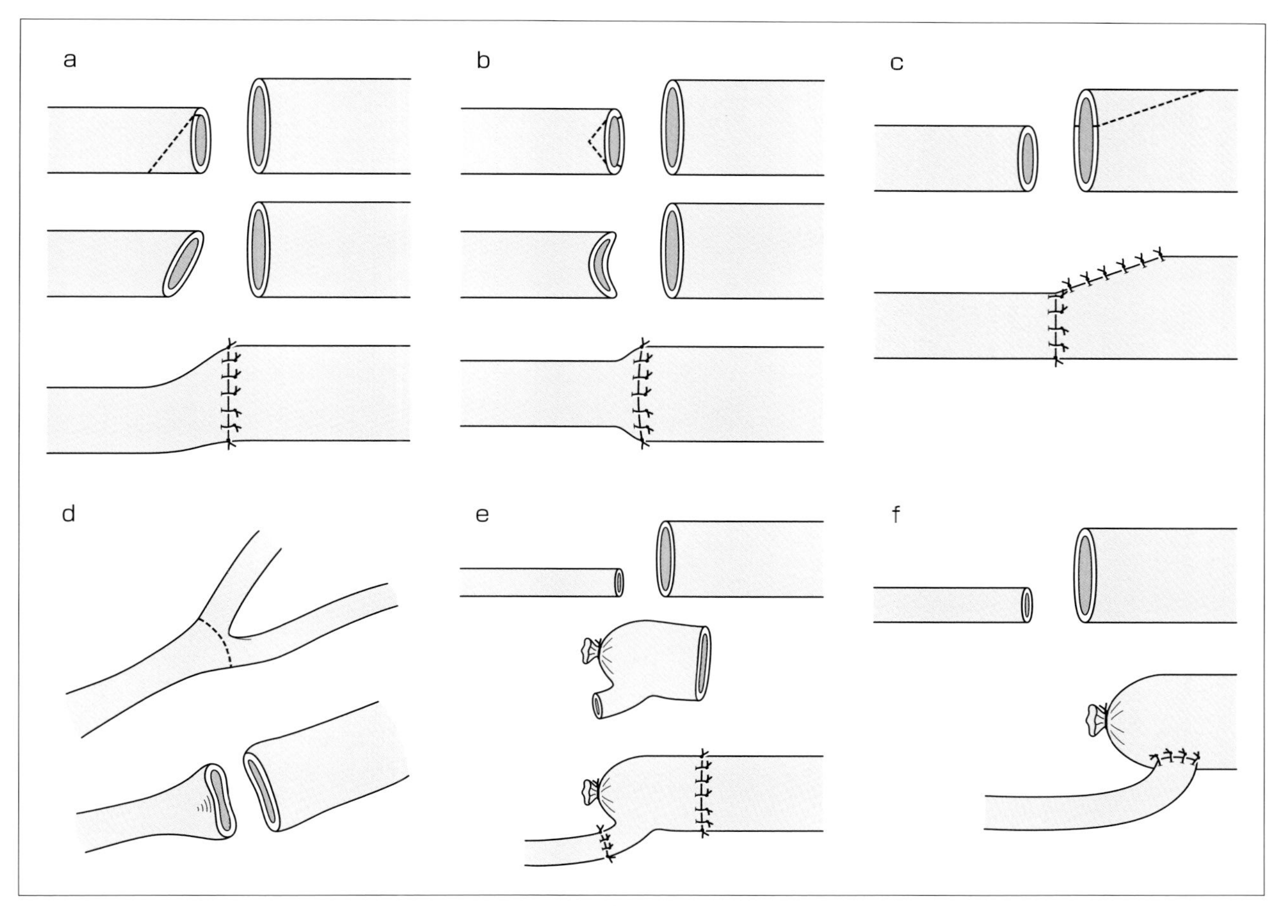

図 6. 口径差を解消する方法.
a：biangulation 法　b：fish-mouth 法　c：漏斗化処理
d：分枝部処理　e：分枝を利用した静脈移植　f：盲端端側吻合

脈吻合部を適度に緊張させると縫合しやすい.

内頸静脈に端側吻合を行う際には，内頸静脈の前方に側孔位置を設定すると吻合部が折れにくいため，我々は好んでそうしている．内頸静脈の端側吻合時にはブルドック鉗子，サテンスキー鉗子を用いることが多い.

端側吻合は，連続縫合と結節縫合いずれの方法も可能である．連続縫合は吻合部の拡張が妨げられるため，基本的には結節縫合を用いている．内頸静脈に端側吻合の際には，最後の縫合直前に生理食塩水を静脈内腔に注入し拡張させる．それは吻合部からの漏れの確認，血管内腔に混入した空気の排出，後壁を縫い込んでいないことの確認，最後の1針を安全に縫合するという意味がある.

血管の種類に関わらず，血管長が足りない時は静脈移植を行う必要がある．頭頸部においては残存した外頸静脈，内頸静脈なども使用可能であり，皮弁採取部の皮下静脈に適切な口径のものがあればそれを用い，太いものが必要な場合は大伏在静脈を用いる．採取した静脈は生理食塩水を用いて拡張すると太い状態で用いることができる.

吻合血管の口径差が大きい際には工夫が必要となる．biangulation 法，fish-mouth 法，漏斗化処理(funnelization)，分枝を利用した静脈移植，盲端の端側吻合(図 6)などにより対応する[15)16)].

血管吻合後

上田らは吻合手技による血管の内膜損傷や内膜が外翻しないことに起因する血栓吻合後 20 分以内に出現すると述べている[17)]．このような早期に

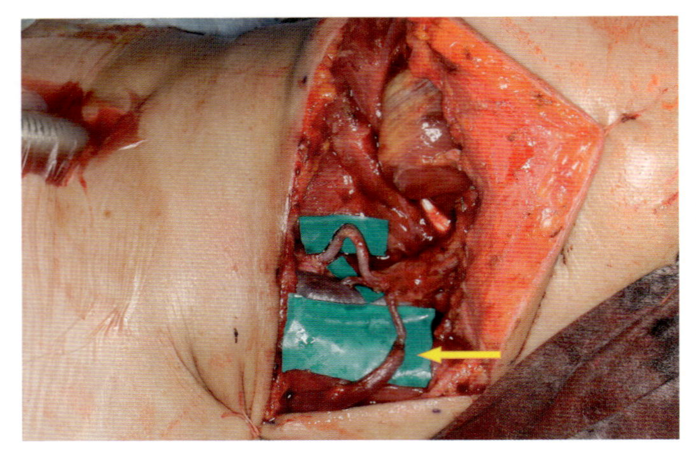

図 7.
症例 1：77 歳，女性
左舌癌（T2N0M0）にて舌半切，左保存的頸部廓清，左遊離前外側大腿皮弁を施行した．血管吻合は，動脈は左上甲状腺動脈に端々吻合，静脈は左内頸静脈端側吻合，左外頸静脈は漏斗化処理後端々吻合（矢印：口径差 3.5 倍）

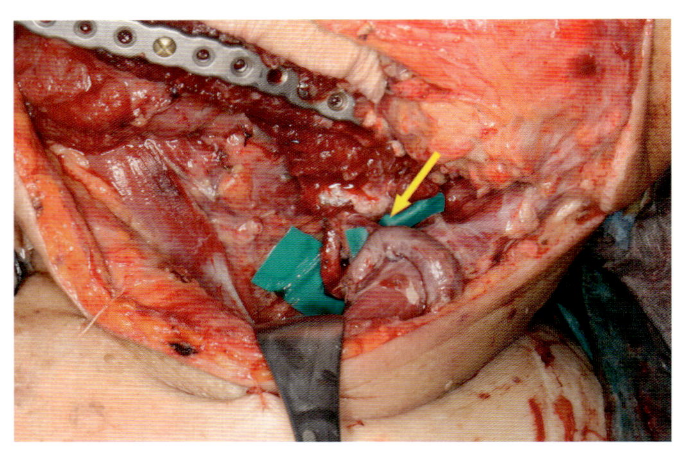

図 8.
症例 2：78 歳，男性
左下歯肉癌（T4aN0M0）にて左下顎区域切除，左上頸部廓清術，左遊離腓骨皮弁を施行した．血管吻合，動脈は左上甲状腺動脈に端々吻合，静脈は左内頸静脈端側吻合，左外頸静脈盲端端側吻合（矢印：口径差 3 倍）

起こる吻合部トラブルは術中に対応すべきである．そのためには血管吻合後すぐに手術終了とならないようにする時間配分に注意する必要がある．具体的には，皮弁の位置が決まる最低限の皮弁縫着が済んだ後に，血管吻合を行い，血管吻合後に皮弁の縫合を継続する．血管吻合後に行うべき操作を残すことで，吻合血管の観察時間を確保している．我々は血管吻合後 1 時間以上確保するようにしている．

閉創時には頸部の位置の変化を意識しながら血管茎に無理がかからないようにすること，ドレーンと血管茎の干渉を避けることを常に意識することが必要である．

症　例

症例 1：77 歳，女性

舌癌（T2N0M0）にて舌半切，左保存的頸部廓清術が施行され，左遊離前外側大腿皮弁による舌再建術を行った．動脈は左上甲状腺動脈と端々吻合を行い，静脈は左内頸静脈端側吻合，左外頸静脈は漏斗化処理後端々吻合（口径差 3.5 倍）を行い，2 系統の静脈吻合を行った（図 7）．

症例 2：78 歳，男性

左下歯肉癌（T4aN0M0）にて左下顎区域切除，左上頸部廓清術が行われ，左遊離腓骨皮弁を施行した．動脈は左上甲状腺動脈と端々吻合，静脈は左内頸静脈端側吻合，左外頸静脈盲端端側吻合（口径差 3 倍）を行い，2 系統の静脈吻合を行った（図 8）．

まとめ

当科における頭頸部再建の血管吻合の準備から吻合後の注意点について述べた．

参考文献

1）Platzer, W.：ペルンコップ臨床局所解剖学アトラス第1巻頭部・頸部．第3版．医学書院，1995.
2）伊藤　隆：解剖学講義．第12刷．南山堂，1993.
3）Masia, J., et al.：Multidetector-row computed tomography in the planning of abdominal perforator flaps. J Plast Reconstr Aesthet Surg. **59**：549-599, 2006.
4）萩野晶弘ほか：超音波断層検査による頭頸部再建遊離組織移植の吻合血管評価．日本マイクロ会誌．**29**：141-149，2016.
5）関堂　充：【コツがわかる！形成外科の基本手技―後期臨床研修医・外科系医師のために―】初心者のためのマイクロサージャリー　基本技術と臨床上の注意点．PEPARS．**88**：70-78，2014.
6）Cheng, H. T., et al.：External or internal jugular vein? Recipient vein selection in head and neck free tissue transfer：an evidence-based systematic analysis. Plast Reconstr Surg. **129**(4)：730e-731e, 2012.
7）Nishihara, J., et al.：Distribution and morphology of valves in the human external jugular vein：indications for utilization in microvascular anastomosis. J Oral Maxillofac Surg. **54**：879-882, 1996.
8）de Bree, R., et al.：Assessment of patency of the internal jugular vein following neck dissection and microvascular flap reconstruction by power Doppler ultrasound. J Laryngol Otol. **116**：622-626, 2002.
9）Fukuiwa, T., et al.：Venous thrombosis after microvascular free-tissue transfer in head and neck cancer reconstruction. Auris Nasus Larynx. **35**：390-396, 2008.
10）Chen, W. F., et al.：An old controversy revisited-one versus two venous anastomoses in microvascular head and neck reconstruction using anterolateral thigh flap. Microsurgery. **34**：377-383, 2014.
11）Silverman, D. A., et al.：Revisiting the argument for 1-versus 2-vein outflow in head and neck free tissue transfers：A review of 317 microvascular reconstructions. Head Neck. **38**：820-823, 2016.
12）Han, Z., et al.：Single versus dual venous anastomoses of the free fibula osteocutaneous flap in mandibular reconstruction：a retrospective study. Microsurgery. **33**：652-655, 2013.
13）Hanasono, M. M., et al.：One versus two venous anastomoses in microvascular free flap surgery. Plast Reconstr Surg. **126**：1548-1557, 2010.
14）Kühnel, T. S., Müller, G. H.：Experimental animal studies of clip-induced microvascular trauma. Microsurgery. **24**：241-247, 2004.
15）Michael, B. W.：Atlas of Reconstructive Microsurgery, Aspen Publishers, Inc. Gaithersburg, Maryland, U. S. A.
16）Ryan, A. D., et al.：Anastomosis of vessels of unequal diameter using an interpositional vein graft. Plast Reconstr Surg. **81**：414-417, 1988.
17）上田和毅ほか：頭頸部腫瘍切除後の遊離組織移植における術後血栓の検討．日本マイクロ会誌．**13**：273-277，2000.

PEPARS No.128：37-45，2017

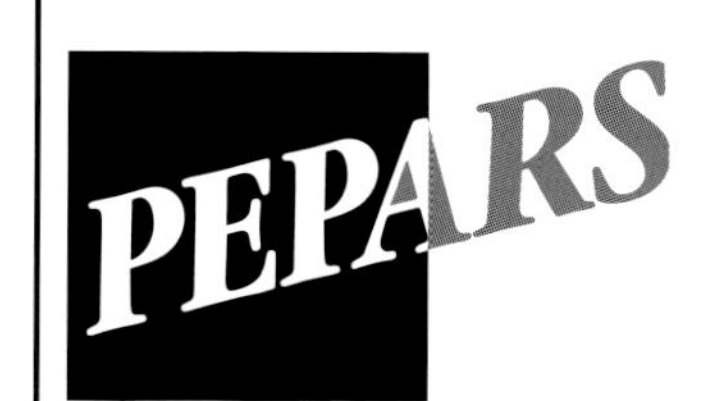

◆特集／Step up！マイクロサージャリー ―血管・リンパ管吻合，神経縫合応用編―

乳房再建における血管吻合のコツ

島田　賢一*

Key Words：深下腹壁動脈穿通枝皮弁(DIEP flap)，クロスオーバー吻合法(cross over anastomosis)，皮弁内血管吻合(in-flap vascular anastomosis)，内胸動静脈(intra mammary artery and vein)，multi detector CT；MDCT

Abstract　乳房再建におけるレシピエントは胸背動静脈から内胸動静脈へと変遷してきた．1次1期再建において腋窩リンパ節廓清が施行されている場合は胸背動静脈が，2次再建で腋窩郭清後の場合は瘢痕を避けて内胸動静脈が選択されることが多いが，それぞれのレシピエントの利点・欠点をよく理解したうえで選択する必要がある．

内胸動静脈をレシピエントとする場合，術前準備としてMDCTが有用である．CTデーターから3D MPR画像，VR画像を構築することにより，血管の存在，動静脈の位置関係，分岐状態，血管径，および胸骨との位置関係が把握できる．血管吻合自体は難易度は高くないが，内胸動脈特有の動脈硬化性変化を認めることがあるので，吻合の際には注意を要する．

DIEP皮弁において，より大きな組織が必要な場合や帝王切開などで腹部正中に縦の瘢痕を認める場合，皮弁内血管吻合(クロスオーバー吻合法)を用いる．これは対側の血流を増加させて，腹部全体の組織を使用可能とする有用な方法である．

はじめに

乳房再建における血管吻合のレシピエントは，通常内胸動静脈か胸背動静脈が用いられる．基本的には術者の慣れや好みで選択されるが，それぞれのレシピエントには利点と欠点があり，症例に応じた対応が必要となる．

本稿においては内胸動静脈を吻合血管として用いる場合の術前準備，術中手技および留意点について述べる．また，遊離腹直筋皮弁(DIEP皮弁を含む)において，より大きな組織量が必要でゾーンを越えて組織採取する場合や正中瘢痕により対側の血行不良が危惧される場合，対側に血流を付加する皮弁内血管吻合が施行されることがある．この方法についても言及する．

* Kenichi SHIMADA，〒920-0293 石川県河北郡内灘町大学1-1　金沢医科大学形成外科，主任教授

レシピエントの選択

乳房再建におけるレシピエントは胸背動静脈から内胸動静脈へと変遷してきた[1)~11)]．英国において70％の術者が内胸動静脈を，22％の術者が胸背動脈を第1選択とするとの報告があり，近年は内胸動静脈がよく選択されている[10)]．また，より低侵襲なレシピエントが模索され胸背動静脈の前鋸筋枝[12)13)]，内胸動静脈の肋間穿通枝[14)]，そして外側胸動静脈を用いた報告もある[15)]．一般的には1次1期再建において腋窩リンパ節郭清が施行されている場合は胸背動静脈が，2次再建で腋窩郭清後の場合は瘢痕を避けて内胸動静脈が選択される[6)]．それぞれの利点欠点について表1に示す．

内胸動静脈の利点は肋軟骨を除去すると，しっかりとした吻合のスペースが得られ，術野が浅く，安定して血管吻合ができる点である．また皮弁からレシピエントまでの距離が近いので皮弁の自由度が高く，乳房形態の再建がより容易となる．欠

表 1. レシピエントとしての内胸動静脈と胸背動静脈の利点・欠点

	内胸動静脈	胸背動静脈
利点	●術野スペースが一定で皮弁からの距離が近い ●動脈血流が良い，静脈に胸腔陰圧が付加される ●皮弁の設置が容易 ●顕微鏡のセットアップが簡単 ●再建時のマウンドのセットアップが容易 ●術野がフラットで操作しやすい ●体位変換や患肢の挙上で吻合部が圧迫されることがない ●上肢の可動性により血管茎は影響を受けない	●一次一期症例ではすでに血管が剝離露出されている
欠点	●放射線照射がされていると，線維化などで使用しにくい ●血管硬化性変化により内膜が脆弱なことがある ●乳房切除の術式によっては，追加切開が必要なことがある ●軟骨除去による胸郭の変形の可能性 ●気胸などの肺合併症の可能性 ●心臓バイパスとしての IMA が使用できなくなる ●左の内胸静脈が細くレシピエントに使用できないことがある ●レシピエントの剝離に時間を要する ●静脈壁が薄く，デリケート	●サルベージとしての広背筋皮弁が使用できなくなる ●二期再建においてリンパ郭清後症例では瘢痕に埋入し使用しにくい ●術野が深く，微小血管吻合のポジションが取りにくい ●皮弁の血管柄に長さが必要 ●皮弁が外側に設置されてしまう

点としては左側においては内胸静脈が細く，レシピエントとして使用できないことがあり，自験例でも数例経験している．静脈の口径差が問題となることがあるが，吻合の工夫によりある程度までは対処できる[12]．内胸動脈は心臓に近いため動脈硬化性変化を認めることがある．中膜の剝離や血管壁の脆弱性により吻合に難渋することがある[16]．また近年では心血管イベントが生じた場合のレシピエントとしての内胸動脈が使用できない点も問題点として指摘されている[17]．

一方，胸背動静脈は1次1期再建手術時で腋窩リンパ節郭清が施行される場合，すでに剝離挙上されている．これをそのままレシピエントとして利用すれば，新たなレシピエントを作成することによる侵襲の軽減と時間の節約が可能である．しかし，胸背動静脈を用いると，サルベージとしての広背筋皮弁の使用ができなくなる．また，術野が深く，血管位置が腋窩部のため皮弁の設置に制限を生じる欠点もある[1)~11)]．

このほか胸背動脈の前鋸筋枝を用いる方法，外側胸動静脈を用いる方法などの報告がある．前鋸筋枝を用いる場合の問題点は血管径の細さであるが，現在のマイクロの機器・手技を持ってすれば問題なく吻合可能である．血管吻合においては一般的には動脈の拍動，流出が良ければ動脈では2倍，静脈では3倍までは端々吻合可能とされるが，場合によっては吻合時に fishmouth や biangural 法など手技を用いて吻合する[12]．前鋸筋枝を用いることによりサルベージとしての広背筋皮弁が温存されるため術者のストレスは軽減され，ひいては患者への利益となる．

外側胸動静脈は中腋窩線と後腋窩線間の胸壁を第6肋間まで下方に縦走する．比較的剝離は容易で短時間で同定露出が可能である．その血管径は前鋸筋枝と同等で，レシピエントとして有用であるとされる[15]．

術前準備

内胸動静脈をレシピエントとして選択する際，静脈の有無，そして太さと分岐が問題となる．特に左側の静脈が欠損している症例や極端に細い症例が報告されている[8)18)]．これに対して術前にあ

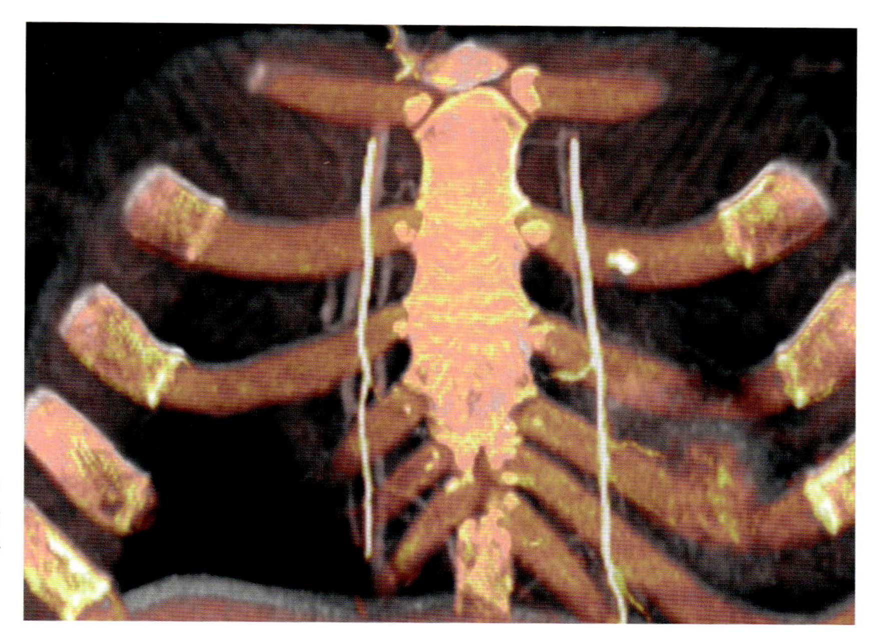

図 1.
MDCT volume rendering 画像
内胸動脈と静脈を fusion（重ね合わせ）した画像．左右ともに１本の動脈，右は２本の静脈，左は１本の静脈を認める．

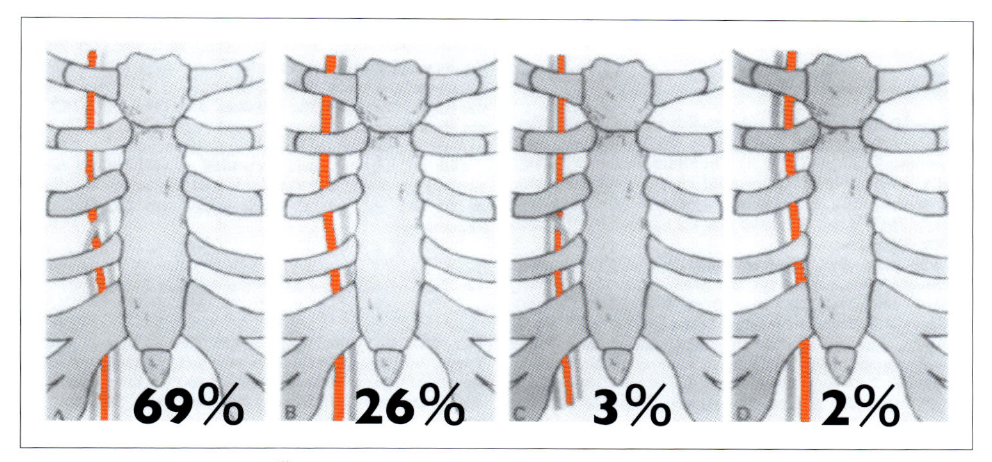

図 2. Arnez ら[18]による内胸動静脈の走行様式．胸骨縁から 1.5 cm の位置で静脈を認める．
69％で動脈が外側を走行，静脈は２本に分岐，26％で動脈が外側を走行，静脈は１本，3％で動脈が内側を走行，静脈は２本に分岐，2％で動脈が内側を走行，静脈は１本

らかじめ multi detector CT（以下，MDCT）を撮影し，その DICOM データから 3D MPR 画像，3D volume rendering（VR）画像を描出することにより，血管の存在，動静脈の位置関係，分岐状態，血管径，および胸骨との位置関係が把握できる（図 1）．自験例の解析においては，画像データからの血管径と手術時の血管径はほぼ同等であった．これにより，あらかじめどの血管をどの部位で利用するか術前に詳細に検討することが可能となる．内胸動静脈は近年の解像度にすぐれたドップラーエコーでも描出可能であるが，静脈の位置と本数の確認においては，空間分解能に優れ，再現性の高い CT の方が有用である[19)~21)]．また，同時に腹直筋皮弁の穿通枝の存在部位，太さ，本数や深下腹壁動静脈の走行状態，特に静脈が２本から１本に合流する部位が術前に把握できる（図 2）．これらより皮弁採取側決定の参考になる．また，内胸動静脈と深下腹壁動静脈はその動脈相静脈相の撮影において，一度の撮像で胸部，腹部の両部位での血管の描出が可能であり，被曝，造影剤量を最

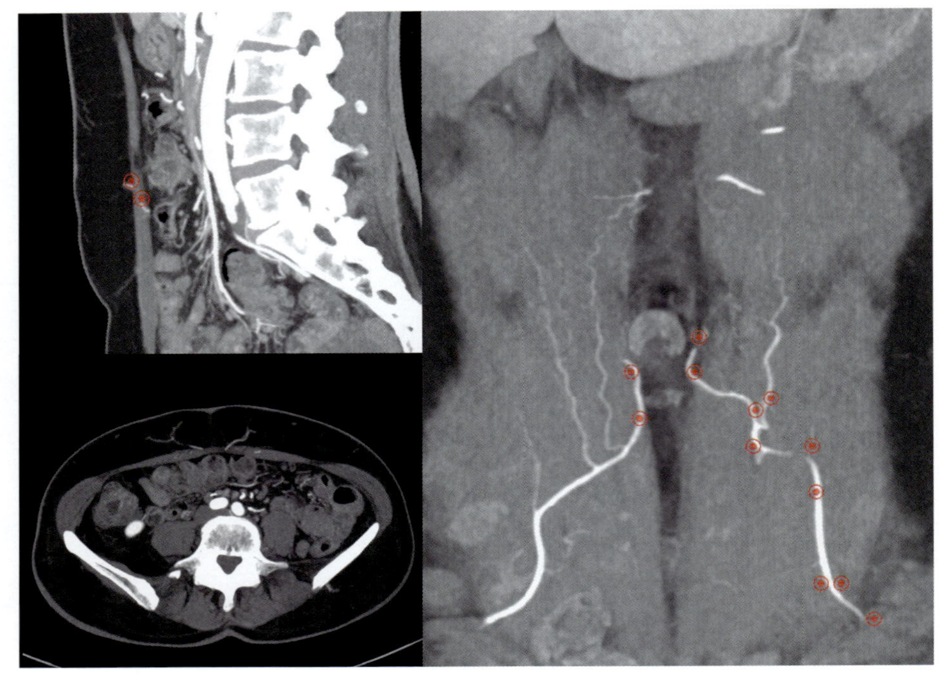

図 3. CT データより 3DMPR 画像を作成
皮弁の穿通枝の位置，数，深下腹壁動静脈の走行が確認できる．

小として両者の所見を得ることができる(図 3)．

内胸動静脈の準備

術前の MDCT より得られた内胸動静脈の画像より動静脈の太さ，静脈分岐の状態を確認する．そして，同時に皮弁の穿通枝，深下腹壁動静脈の血管径を確認する．

大胸筋を胸骨付着部から剝離し肋軟骨前面を露出する．通常第 3 肋軟骨レベルをレシピエントとして用いるが，乳腺摘出時の皮膚切開の位置によっては，第 4 肋軟骨レベルでも可能である．肋軟骨の直上をメスで切開し肋軟骨骨膜下を全周性に剝離する．肋軟骨裏面は軽度陥凹しており，軟骨膜剝離の際は注意を要する．剝離しづらい場合は無理せず，肋軟骨を前面からリュエルで剝削しながら除去し骨膜に達する．高齢者の場合，軟骨が骨化していることがあるので慎重に除去する．乳頭再建を施行予定の場合は軟骨をブロックとして採取しバンキングする．軟骨の胸骨付着部は十分に露出する．この部分の剝離が不十分だと術野が狭く吻合しづらい．露出した底面の軟骨膜を切開する(MDCT にてあらかじめ胸骨縁からの距離がわかっているので血管から離れた安全な部位を切開する)と脂肪組織内に縦走する内胸動静脈が確認できる．血管の裏面には壁側胸膜を認め，呼吸性に動揺する肺実質が透見できる．通常は胸骨辺縁から 1.5 cm 程度に内側から静脈，動脈が確認できる(図 4)．静脈の分岐より末梢の位置であれば動脈を挟み込むように静脈が縦走している．軟骨膜を切離，除去し剝離を進めていくが，肋間筋部分は血管の分枝が多く出血に注意する．血管からの分枝は血管クリップで結紮あるいはバイポーラで止血する．愛護的に血管剝離を進め，血管テープでマーキングする．

血管吻合

基本的な吻合手技については割愛し，内胸動静脈の血管吻合時の注意点について述べる．動脈は中枢断端と皮弁動脈を端々吻合する．内胸動脈はその位置の特異性から血圧が高く，フローは良好である．内胸動脈は移行型の動脈とされ，第 2 肋間レベルにおいては血管の形態は弾性型であり，下行するに伴い，弾性-筋型，筋-弾性型そして筋型と変化するとされる[16]．そして，その血圧と呼

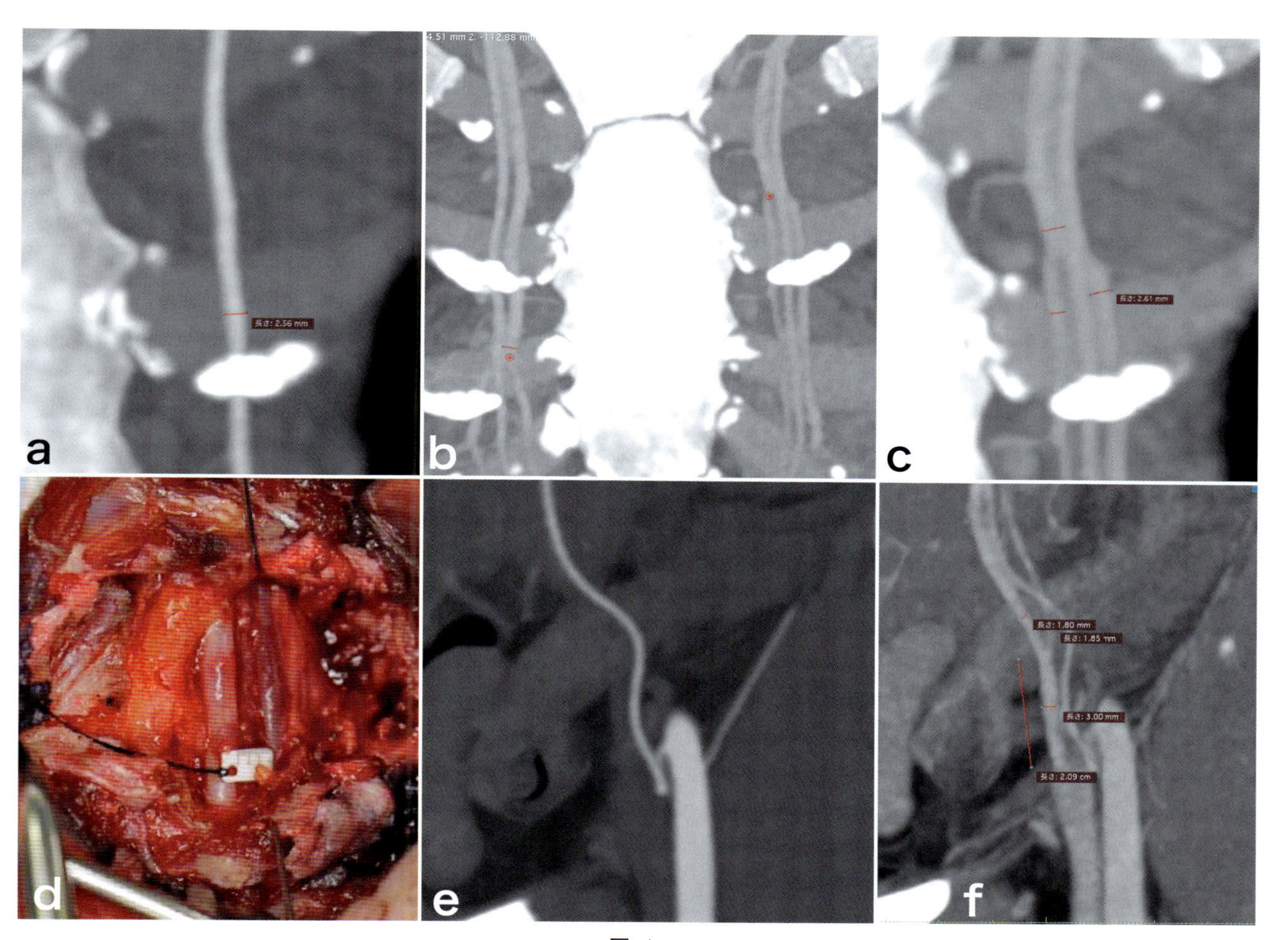

図 4.
a：CT 上，右第 3 肋軟骨レベルで動脈径 2.6 mm の内胸動脈を認める．
b：CT 上，右内胸静脈は第 4 肋軟骨上で静脈が 2 本に分枝，左内胸静脈は第 2 肋間で静脈が 2 本に分岐している．
c：CT 上，左第 3 肋軟骨レベルで分岐後の胸静脈径 2.6 mm の外側内胸静脈を認める．
d：術中所見．内胸動脈径は 2.4 mm，内胸静脈径は 2.3 mm であった．
e：CT 上，外腸骨動脈から起始し蛇行して上行する深下腹壁動脈を認める．
f：CT 上，深下腹壁静脈が 2 本から 1 本に合流，2 本の静脈径 1.8 mm，合流後の 1 本の静脈径 3.0 mm，静脈合流部分の血管柄長 2 cm である．

吸性変動の伸縮力により動脈硬化性変化をきたすと報告されている[16]．自験例においても，中膜が剝離し，鑷子による血管の把持や縫合糸の通針で容易に血管壁が裂ける症例を認めた．そのような場合，血管の無理な反転や，圧の強い血管クリップの使用は避けるべきである(図 5)．血管吻合に際しては，血管壁に極力負荷をかけないよう，静脈用の低圧のクリップを使用することや，吻合時の通針の方向(内胸動脈の内膜から外へ通針する)に配慮する．

静脈はより太い静脈を端々吻合する．場合によっては端側吻合も可能である．内胸静脈の分枝状態(分岐レベル)，皮弁静脈の分枝状態を勘案しどの静脈を吻合するか(どの静脈がより口径が一致するか)決定し吻合する．通常は皮弁の伴走静脈が 2 本から 1 本に合流した静脈と内胸静脈の分枝前の静脈を吻合する．内胸静脈の壁は通常の静脈より薄いので愛護的に扱う．動静脈ともに 9-0 ナイロン糸にて吻合する．

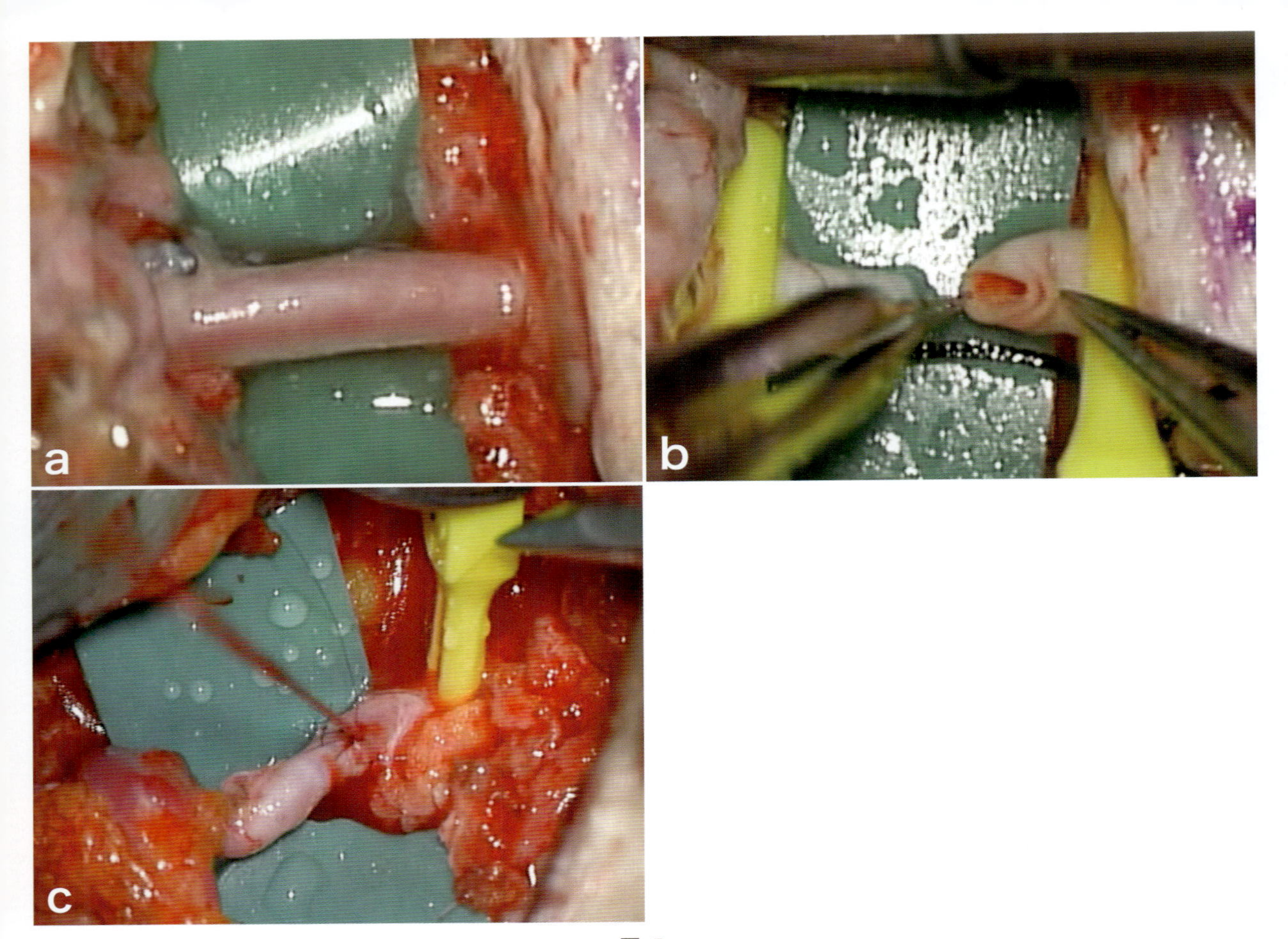

図 5.
a：内胸動脈，血管は緊満し問題ないように見える．
b：血管を切離すると，中膜がはがれ，いわゆる“telescope sign”を認める．
c：9-0 で血管吻合後クランプ解除すると，縫合糸の刺入部分からリークを認める．

吻合後のセッティング

吻合部位は肋軟骨が除去された陥凹部分であるため，皮弁により吻合部分が直接圧迫されることはないが，血腫には注意を要し，ドレーン留置は必須である．ドレーンは血管茎に干渉しないように設置する．血管茎の捻れに注意するが，大胸筋辺縁で血管茎が圧迫されることがあるので，筋体を削るなど，血管柄のルートを作成する．場合によってはフィブリン糊を用いて血管茎を固定する．術中に坐位姿勢をとって，皮弁の下垂により血管茎に緊張がかからないか確認する．

皮弁内血管吻合

腹部穿通枝皮弁においては Pennington ら[22]により報告された，皮弁内血管吻合（クロスオーバー吻合法）を用いた方法がある．これは対側の血流を増加させて，腹部全体の組織を使用可能とする有用な方法である．本法は，両側の深下腹壁動静脈の血管柄を挙上したのちに，レシピエント側の深下腹壁動静脈の末梢部分ともう一方の中枢部分を吻合するものである（図 6）．その適応は対側のゾーンⅡの外側からゾーンⅣの組織が必要な場合や，帝王切開などで腹部正中に縦の瘢痕を認める場合などである．術野はフラットで問題ないが，血管径のミスマッチが大きいため前鋸筋枝への吻

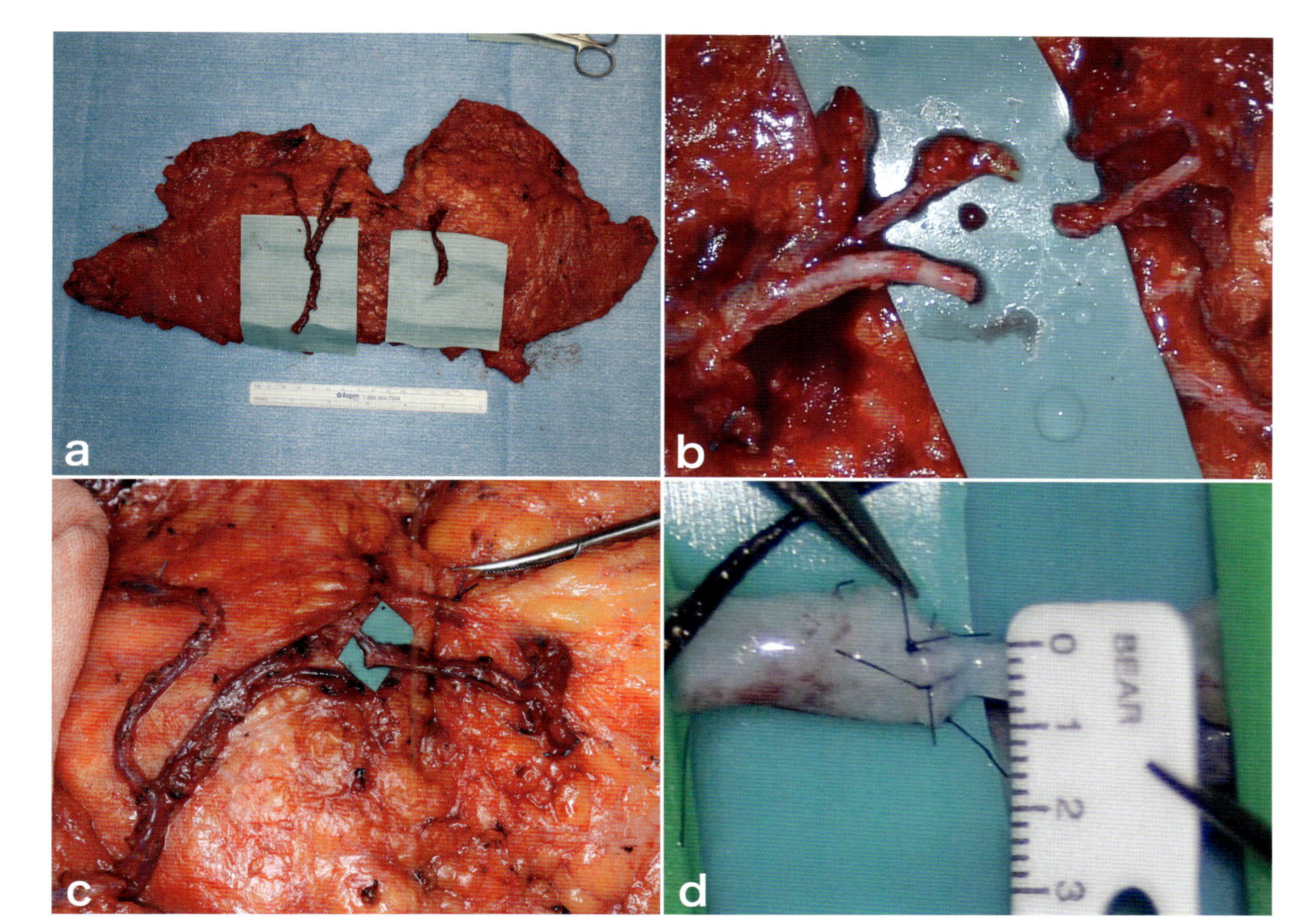

図 6.
a：DIEP flap を挙上，両側の血管柄を剝離した.
b：深下腹壁動静脈の末梢断端と中枢断端を確認した.
c：動脈を吻合した.
d：動脈で約 2 倍の口径差を認める.

合と同様にテクニカルな配慮が必要である(図6)．また，吻合により皮弁の自由度が下がる欠点もある.

さいごに

乳房再建における血管吻合のコツとして，術前検査と吻合血管の選択，血管吻合法，皮弁内血管吻合の適応と方法など乳房再建における血管吻合に際してのポイントについて述べた.

参考文献

1) Ninković, M., et al.：Internal mammary vessels：a reliable recipient system for free flaps in breast reconstruction. Br J Plast Surg. **48**(8)：533-539, 1995.
Summary　乳房再建のレシピエントとして内胸動静脈を推奨した論文.
2) Clark, C. P. 3rd., et al.：An anatomic study of the internal mammary veins：clinical implications for free-tissue-transfer breast reconstruction. Plast Reconstr Surg. **99**(2)：400-404, 1997.
Summary　内胸静脈は左が細くレシピエントとして適さないことがあることを示したカダバースタディ.
3) Feng, L. J.：Recipient vessels in free-flap breast reconstruction：a study of the internal mammary and thoracodorsal vessels. Plast Reconstr Surg. **99**(2)：405-416, 1997.
Summary　乳房再建のレシピエントとして内胸動静脈を推奨，左の内胸静脈は細いと報告した論文．
4）Serletti, J. M., et al.：Thoracodorsal vessels as recipient vessels for the free TRAM flap in delayed breast reconstruction. Plast Reconstr Surg. **104**(6)：1649-1655, 1999.
Summary 二期的乳房再建のレシピエントとして内胸動静脈が有用と報告した論文．
5）Majumder, S., Batchelor, A. G.：Internal mammary vessels as recipients for free TRAM breast reconstruction：aesthetic and functional considerations. Br J Plast Surg. **52**(4)：286-289, 1999.
Summary 乳房再建のレシピエントとして内胸動静脈を推奨した論文．
6）Moran, S. L., et al.：An outcome analysis comparing the thoracodorsal and internal mammary vessels as recipient sites for microvascular breast reconstruction：a prospective study of 100 patients. Plast Reconstr Surg. **111**(6)：1876-1882, 2003.
Summary 乳房再建のレシピエントとしての内胸動静脈と胸背動静脈を比較した論文．
7）Hamdi, M., et al.：Algorithm in choosing recipient vessels for perforator free flap in breast reconstruction：the role of the internal mammary perforators. Br J Plast Surg. **57**(3)：258-265, 2004.
Summary アルゴリズムを用いて，計画的に内胸動静脈穿通枝をレシピエントとして使用した報告．
8）Saint-Cyr, M., et al.：Changing trends in recipient vessel selection for microvascular autologous breast reconstruction：an analysis of 1483 consecutive cases. Plast Reconstr Surg. **119**(7)：1993-2000, 2007.
Summary 内胸動静脈がレシピエントとしてより安全で術中のレシピエント変更，合併症が少ないと報告した論文．
9）Guay, N. A.：The thoracodorsal vessels are advantageous, reliable, and safe recipient vessels for free abdominal flap breast reconstruction. Ann Plast Surg. **68**(5)：539-541, 2012.
Summary 胸背動静脈のレシピエントとしての有用性を報告した論文．
10）Banwell, M., et al.：The thoracodorsal artery and vein as recipient vessels for microsurgical breast reconstruction. Ann Plast Surg. **68**(5)：542-543, 2012.
Summary 乳房再建のレシピエントとして胸背動静脈を推奨した論文．
11）Santanelli Di Pompeo, F., et al.：The axillary versus internal mammary recipient vessel sites for breast reconstruction with DIEP flaps：a retrospective study of 256 consecutive cases. Microsurgery. **35**(1)：34-38, 2015.
Summary 乳房再建のレシピエントとして胸背動静脈および肩甲回旋動静脈が内胸動静脈より有用と報告した論文．
12）川井啓太ほか：乳房再建における移植床血管としての胸背動静脈前鋸筋枝の有用性．日本マイクロ会誌．**25**(4)：201-206, 2012.
13）Taylor, E. M., et al.：Serratus branch as recipient vessel for microvascular tissue transfer in breast reconstruction. Plast Reconstr Surg Glob Open. **1**(7)：e58, 2013.
Summary 胸背動静脈前鋸筋枝のレシピエントとしての有用性について報告した論文．
14）Vollbach, F. H., et al.：An appraisal of internal mammary artery perforators as recipient vessels in microvascular breast reconstruction—an analysis of 515 consecutive cases. Plast Reconstr Surg Glob Open. **4**(12)：e1144, 2016.
Summary 内胸動静脈の穿通枝をレシピエントとして使用した報告．
15）Fong, H. C., et al.：The lateral thoracic vessels：a useful recipient in immediate breast reconstruction. J Reconstr Microsurg Open. **1**：2-7, 2016.
Summary 乳房一次再建における外側胸動脈のレシピエントとしての有用性を報告した論文．
16）Jeong, W. S., et al.：Histologic comparison between the internal mammary artery and the deep inferior epigastric artery and clinical implications for microsurgical breast reconstruction. J Plast Surg Hand Surg. **49**(4)：234-237, 2015.
Summary レシピエントとしての内胸動脈の動脈硬化による脆弱性について述べた論文．
17）Fortin, A. J., et al.：The cardiac implications of breast reconstruction using the internal mammary artery as the recipient vessel. Can J Plast Surg. **20**(1)：e16-e18, 2012.
Summary 内胸動脈をレシピエントとして使用すると将来起こり得る心血管イベントでバイパス手術ができなくなる可能性について警鐘を示した論文．

18) Arnez, Z. M., et al.：Anatomy of the internal mammary veins and their use in free TRAM flap breast reconstruction. Br J Plast Surg. **48**(8)：540-545, 1995.
Summary　内胸動静脈の走行パターンのカダバースタディ.
19) Kim, H., et al.：Preoperative computed tomographic angiography of both donor and recipient sites for microsurgical breast reconstruction. Plast Reconstr Surg. **130**(1)：11e-20e, 2012.
Summary　術前 CT による内胸動静脈と腹部穿通枝評価の有用性についての報告.
20) 森　弘樹ほか：マルチスライス CT の術前評価とインドシアニングリーン蛍光造影法の術中評価を併用した深下腹壁動脈穿通枝皮弁による乳房再建. 日本マイクロ会誌. **27**(1)：11-17, 2014.
21) Rozen, W. M., et al.：Is there a need for preoperative imaging of the internal mammary recipient site for autologous breast reconstruction?. Ann Plast Surg. **70**(1)：111-115, 2013.
Summary　内胸動静脈をレシピエントとする場合の術前 CT は放射線照射リスクを考慮したうえで施行する必要性について報告した論文.
22) Pennington, D. G., et al.：Microvascular augmentation of the blood supply of the contralateral side of the free transverse rectus abdominis musculocutaneous flap. Ann Plast Surg. **31**(2)：123-126；discussion 126-127, 1993.
Summary　遊離腹直筋皮弁における皮弁内血管付加吻合を初めて報告した論文.
23) Hefel, L., et al.：Internal mammary vessels：anatomical and clinical considerations. Br J Plast Surg. **48**(8)：527-532, 1995.
Summary　内胸動静脈の太さを計測，乳房再建のレシピエントとして十分使用可能であることを報告した論文.

PEPARS No.128：46-52，2017

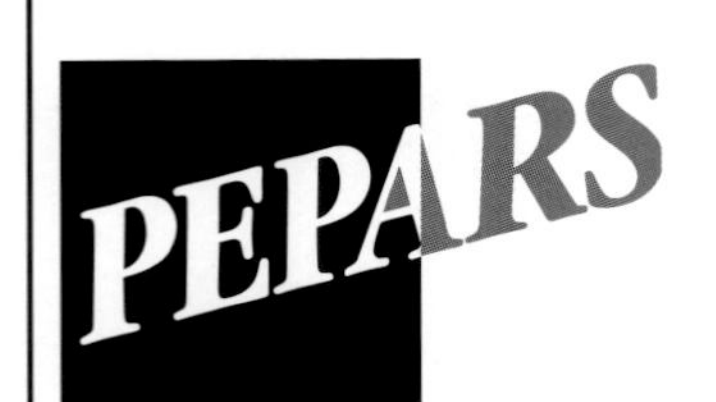

◆特集／Step up！マイクロサージャリー ―血管・リンパ管吻合，神経縫合応用編―

四肢再建における血管吻合のコツ

橋本　一郎*

Key Words：遊離皮弁(free flap)，外傷後血管攣縮(post traumatic vessel disease)，下肢(lower extremity)，糖尿病性足潰瘍(diabetic foot ulcer)，重症虚血肢(critical limb ischemia)

Abstract　四肢再建では主要動脈が２本であり，動脈攣縮や動脈硬化，静脈壁の肥厚などの可能性に注意が必要である．患者の病態や患部の状態に応じて動脈血流状態に関する適切な検査を行い，最も吻合に適した血管を選択する．腫瘍切除後，外傷，難治性潰瘍などの様々な病態があり，注意するべき点が違ってくる．また，四肢では末梢の動脈血流を維持させるために，端側吻合や flow-through による吻合が多用される．動脈攣縮を防ぐためには，愛護的な操作や薬剤の使用が必要であり，血管茎を保護するために皮弁デザインの工夫を行うこともある．血管トラブルに備えて皮弁救済のためのモニタリングも重要である．

はじめに

四肢再建における血管吻合では，吻合血管の選択や吻合方法において頭頸部再建や軀幹とは違った慎重で特別な配慮が必要である．前腕や下腿・足部では主要動脈が２本であること，動脈攣縮や後述する post traumatic vessel disease などの血管自体にトラブルが発生する可能性が比較的高いこと，特に下肢では動脈硬化や静脈壁の肥厚などに留意する必要がある．本稿では，筆者の経験から下肢再建，特に局所皮弁の適応が難しい下腿から足部における血管吻合手術の注意点を述べたい．

吻合血管の選択

悪性腫瘍切除後の再建時，重症虚血肢を含む難治性潰瘍，外傷では，動脈や静脈の状態がそれぞれで異なることがあり，吻合血管の選択や血管吻合法において工夫や注意が必要な場合がある．足部で最も容易にアクセスできる動脈は前脛骨動脈であり，静脈は大伏在動脈とそれに連続する皮静脈であるが，患者の疾患や血管の状態などを評価して適切な吻合血管を選択する．

1．吻合血管の評価

動脈硬化による動脈狭窄や閉塞の評価方法では，ankle brachial index(ABI)が侵襲の少ない簡便な検査でありスクリーニングとして有用である．下肢血管エコー検査は，動脈狭窄や血流速度に関しても精度の高い情報が得られ，さらに静脈における血栓の存在や壁肥厚などの観察も可能である．CT アンギオグラフィーや MR アンギオグラフィーも比較的侵襲の少ない検査方法である．ただし，動脈壁に石灰化があると CT では造影剤と石灰化が区別できないことがあるために注意が必要である．動脈造影は動脈穿刺を必要とするが，動脈末梢までの詳細な情報と静脈灌流に関する動的な情報が得られる．動脈硬化や狭窄などは患者の年齢や疾患に応じて現れるため，個々の患者について必要な検査を選ぶ．

2．疾患別の対応

A．腫瘍切除後

腫瘍切除が初回であるか，再発症例であるか，

* Ichiro HASHIMOTO，〒770-8503　徳島市蔵本町 3-18-15　徳島大学大学院形成外科学，教授

主要血管に及ぶものであるかを確認する．また，放射線照射や動注化学療法の既往を調べて，照射部位や動脈穿刺部位の確認が必要である．放射線照射が血管吻合に影響するかどうかについては議論があるが[1)2)]，明らかな炎症のある部位での血管吻合は避けた方がよい．

B．外　傷

下肢の外傷では，デブリードマンを行いながら時間をかけて軟部組織の壊死範囲を見極めて遊離皮弁を行う方法と，早期に再建を行う方法の２つが以前には提唱されていた．近年では，感染をコントロールするために早期の再建術を推奨する論文が多くみられる．早期に遊離皮弁移植術を行う場合でも，手術時期と吻合血管や吻合部の選び方が重要である．手術時期に関しては，遊離皮弁移植術において72時間以内の群が72時間より遅い群より，有意に皮弁生着率がよいとされる[3)]．この理由の１つは感染が成立する前であり感染症が少なかったこと，もう１つは移植床血管の状態により皮弁の生着率が高かったというものである．移植床血管では外傷の受傷部を越えて血管鞘の中を広く浮腫や線維化が伝わることがあり，post traumatic vessel disease（PTVD）と呼ばれ，７日を過ぎると完成するとされる[4)5)]．PTVDの問題点は，キシロカインや塩酸パパベリンも動脈攣縮を解くことができない症例が存在することである．したがって，受傷後72時間以降に下肢外傷患者に血管吻合を行う場合には，静脈移植術も含めて受傷部位から中枢側へ十分な距離をおく手術計画が必要である（症例１と２を参照）．

長期の感染を伴う陳旧性の外傷性潰瘍や次項で述べる難治性潰瘍では，局所の感染の影響が静脈に及ぶため，静脈壁の極度の肥厚や静脈灌流不全が見られることがある．特に高齢者の皮静脈は障害を受けていることがあり，静脈吻合に際しては皮静脈と深部静脈の２種類を準備しておき，静脈の状態がよくないと判断した場合には２本の静脈吻合を行う．

C．難治性潰瘍

糖尿病性足潰瘍や重症虚血肢などの難治性潰瘍において，救肢のために遊離皮弁移植術が選ばれることがある[6)～9)]．これらの病態においては動脈血流の検査は必須である．動脈狭窄が強い場合には，ステント留置や経皮的血管形成術（percutaneous transluminal angioplasty；PTA）が行われた後に，血流の十分な動脈を吻合血管に選択する．PTAなどで十分な動脈血流が見込まれない症例では，動脈バイパス術に皮弁移植を組み合わせることがある[8)]．感染症状が強い症例では前述のように静脈の選択にも注意が必要である．

血管吻合法

四肢の動脈吻合では，末梢の動脈血流を維持するために端側吻合やflow-throughによる吻合が多く用いられる．また，静脈吻合でも口径差が大きな場合は端側吻合が有用である[10)]．静脈吻合では，微小血管縫合器を用いると時間が節約でき，頭頸部などの血管壁の薄い静脈では大変有用であるが，下腿のように静脈壁に肥厚がみられる場合にはリングに静脈を通して反転すると内腔が閉塞して静脈灌流不全になることがある．

下腿の動脈では内膜肥厚や内膜剝離，血管壁の石灰化がみられることがあり，慎重な血管吻合が必要である[11)]．血管吻合の際には，針を内腔から通して内膜から確実に縫合することや，石灰化や肥厚がある動脈にも刺入しやすい先端にテーパリングが施されている針を選択する．

その他の工夫

頭頸部や軀幹と比べて，四肢の動脈では攣縮を起こしやすく，攣縮を防ぐためには，愛護的な操作が欠かせない．血管剝離時には外膜上の血管栄養血管（vasa vasorum）を含む軟部組織を残す．予防的，あるいは攣縮がみられた時には，4％キシロカインや塩酸パパベリンを血管に振りかけたり，小さなガーゼに薬液を浸して血管上に留置したりする．

四肢の手術が長時間に及ぶ場合には，血管吻合部のために切開した部分を縫合すると皮膚軟部組織の浮腫・腫脹により血管茎を強く圧迫することがある．この場合には，血管茎の直上に分層植皮術

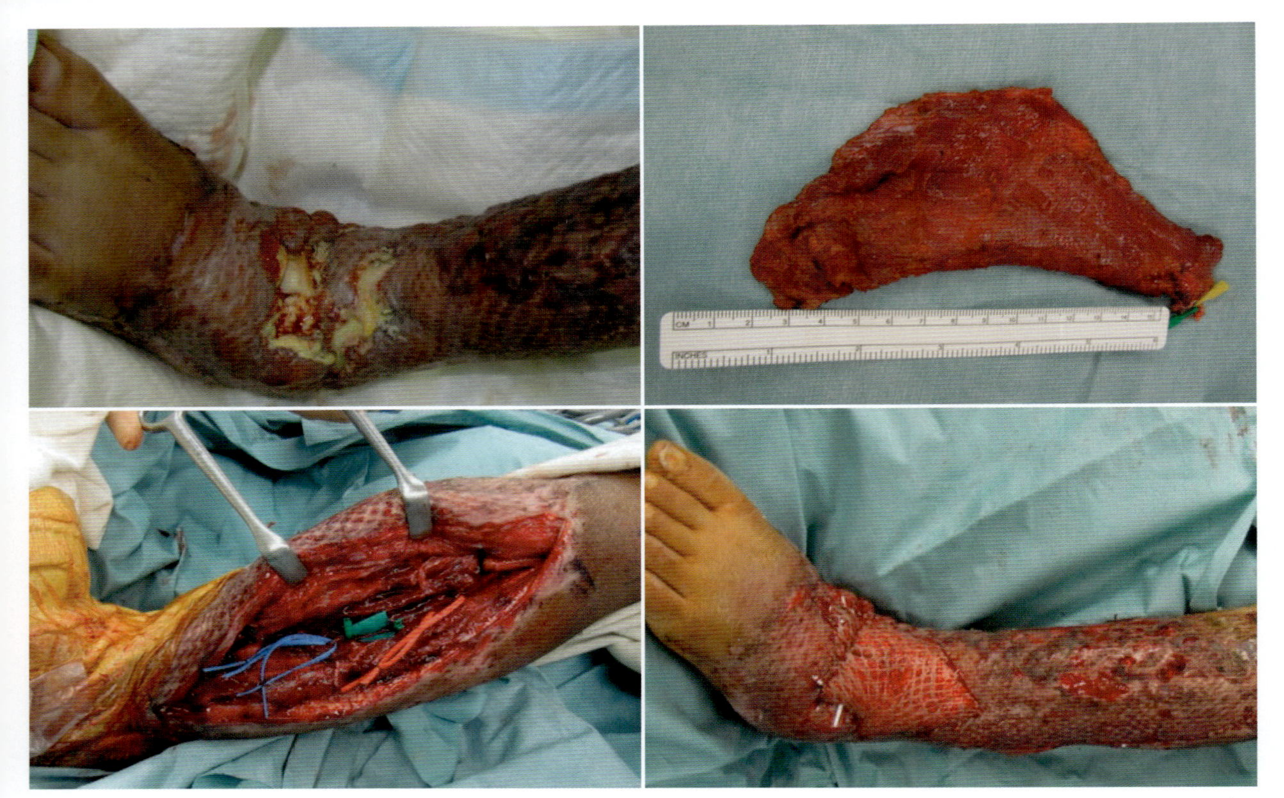

図 1. 症例1：左足関節外傷後難治性潰瘍

a	b
c	d

a：足関節部に潰瘍がみられる.
b：移植された広背筋弁
c：腓骨がほぼ中央部で切離され，腓骨動静脈が剝離されている.
d：筋弁と植皮片が移植されている.

を行うことも有効であるが，組織欠損部と血管吻合部を皮膚切開なしに皮下トンネルを通す方法や血管吻合部まで皮弁で被えるように皮弁デザインを工夫することも有効である(症例3と4を参照).

術後管理

皮弁モニタリングの基本は皮弁色調の観察であり，シーネ固定された創部に皮弁が観察できる窓を作成する.その他の皮弁モニタリング方法には，カラードップラーによる血管吻合部の血流観察，ドップラー血流計による穿通枝の拍動観察，皮弁を穿刺して得られた血液の血糖を分析する方法，組織酸素飽和度測定法などが報告されている．私の施設では37℃での経皮酸素・二酸化炭素分圧測定法による皮弁モニタリングを採用している．本法は皮弁の虚血とうっ血を連続的に絶対値で測定できるため皮弁モニタリングに非常に有用である[12].

症　例

症例1：8歳，男児．左足関節外傷後難治性潰瘍(高知医療センターでの症例)

現病歴：トラックに両下肢を轢かれて，右下肢Gustilo ⅢC，左下肢Gustilo ⅢBを受傷した．血行再建術(左下肢)，骨折の治療，植皮術などの様々な手術が施行されたが左足関節部に難治性潰瘍が残った.

手術時現症：左足関節部に広範な潰瘍が存在し，骨と関節腔が露出していた(図1-a)．CTアンギオグラフィー検査では後脛骨動脈と腓骨動脈の開存が確認できた．足部への動脈血流を確実に残すために感染や炎症の波及が考えにくい腓骨動静脈を移植床血管として使用することとした.

手術治療と経過：左側から遊離広背筋弁を採取した(図1-b)．患肢の腓骨を中央部で切離して腓

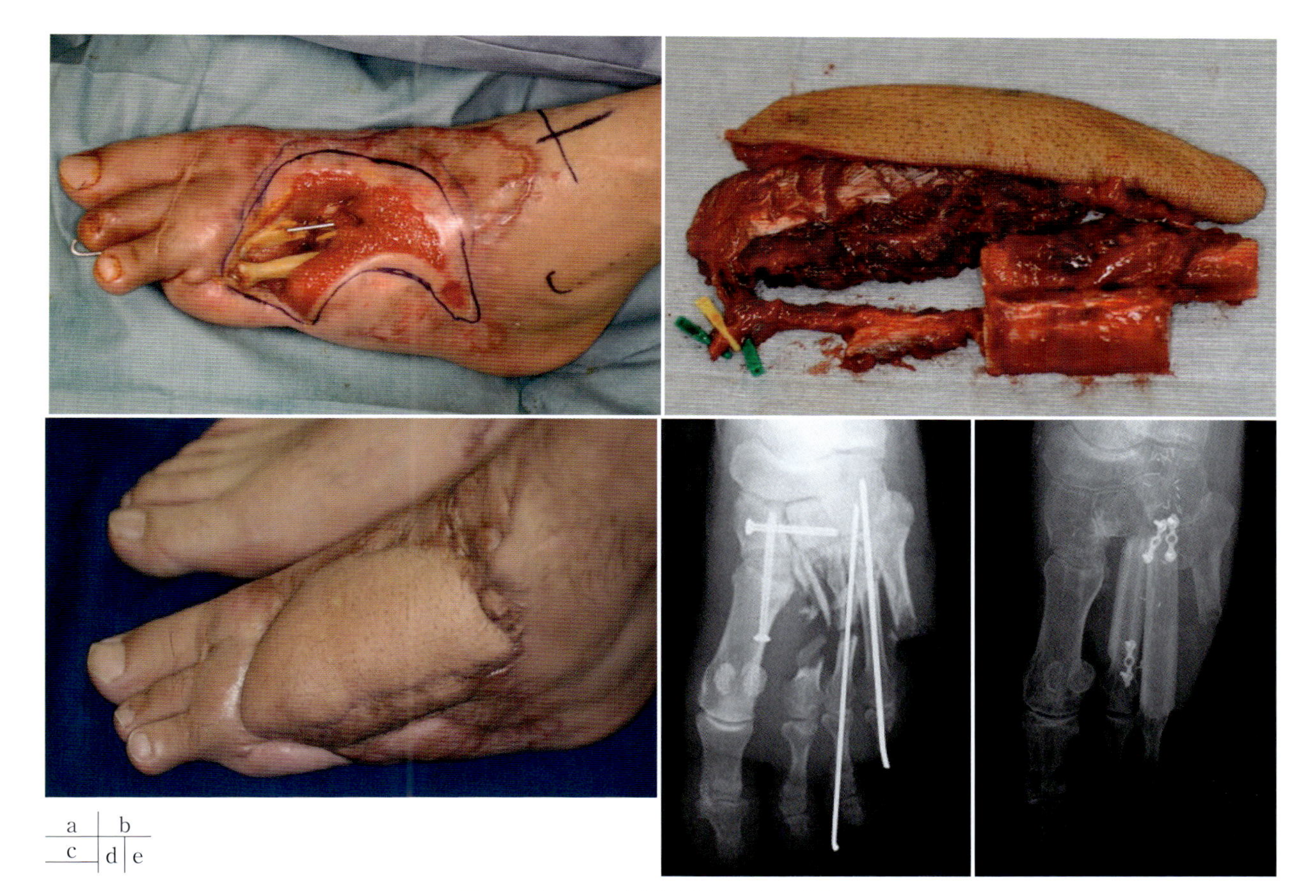

図 2. 症例2：外傷後潰瘍，中足骨露出
a：第Ⅲ，Ⅳ趾中足骨が露出している． b：皮弁，ヒラメ筋弁，2分割した腓骨弁
c：術後14か月 d：当科初診時のX線写真 e：術後14か月のX線写真

骨動静脈を剥離したが，動静脈周囲に瘢痕や炎症はみられず動脈血の拍出は良好であった(図1-c)．胸背動脈を腓骨動脈に端側吻合した．筋弁の先端を関節腔に充填して，組織欠損部を被覆し，その表面に網状分層植皮術を行った(図1-d)．皮弁は生着したが，足関節部の骨髄炎が再燃して足関節固定術を追加した．術後5年の現在は下肢装具を装着して独歩可能である[13]．

症例2：51歳，男性．左足外傷後潰瘍・骨折・骨露出

現病歴：仕事中に左足に外傷を受傷し近医で初期治療を受けた．受傷後2か月で，再建を目的として当科に紹介された．

当科初診時現症：足背から足外側部にかけて皮膚軟部組織欠損があり，第Ⅱ，Ⅲ，Ⅳ趾中足骨が露出，第Ⅴ趾は中足骨で切断されていた(図2-a)．術前のX線写真では第Ⅱ，Ⅲ，Ⅳ趾中足骨の骨折が見られた(図2-d)．CTアンギオグラフィーなどの検査で前脛骨動脈は側背部で途絶していたが足関節部までは開通していると判断した．

手術治療と経過：第Ⅰ，Ⅱ，Ⅲ趾先部が残存しており，患者は若くて仕事への復帰を希望していたため，切断術ではなく中足骨再建による足の温存を計画した．腓骨，ヒラメ筋の遊離連合皮弁を患側の下腿から採取して，腓骨弁を2分割した(図2-b)．第Ⅱ，Ⅲ趾の中足骨をデブリードマンした部位に腓骨とヒラメ筋弁および皮弁を移植してミニプレートで骨固定を行った．足関節部で前脛骨動脈に血管吻合を行う予定であったが，術前にドップラーで動脈音が聴取可能であった部位でも動脈血の拍出は見られなかった．近位まで7cm切り上げた部位で動脈拍出を確認できたため，静脈移植を追加して動脈吻合を行った．静脈吻合は深部静脈と皮静脈の2本に行った．術後は骨癒合

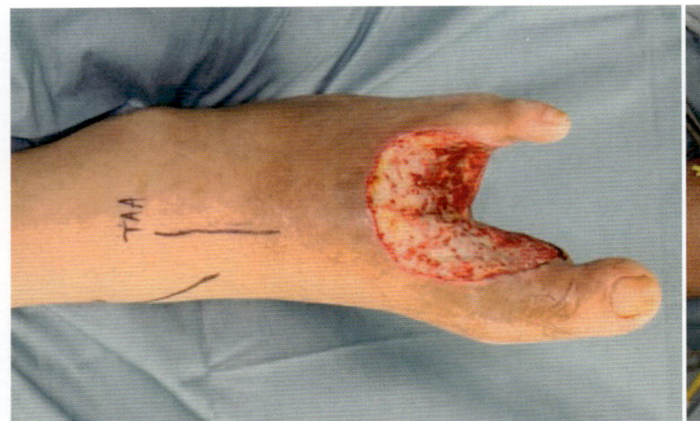

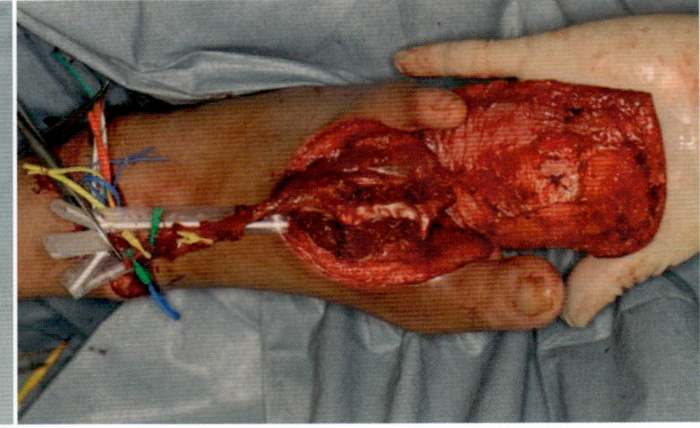

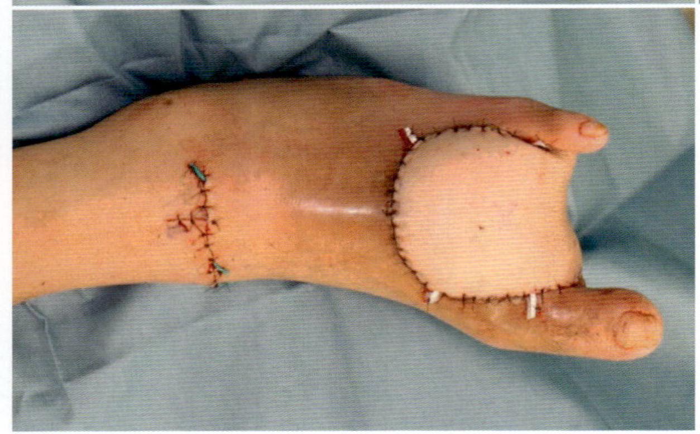

a | b
c |

図 3. 症例3：糖尿病性足潰瘍・第2回目の手術
a：第Ⅱ，Ⅲ，Ⅳ趾切除が行われ人工真皮で欠損部が被われている．
b：外側広筋筋弁と前外側大腿皮弁の連合皮弁が欠損部に移植されている．
c：血管茎は皮下トンネルを通して足背動静脈と吻合されている．

も順調に見られて荷重も可能となり仕事に復帰した(図2-c, e)[14]．

症例3：43歳，女性．左第Ⅱ趾MTP関節部瘻孔

現病歴：以前より糖尿病を指摘されていたがコントロールは不良であった．左足底の胼胝部に潰瘍が出現したため，近医外科で治療を受けていたが創部の状態が悪化したため当科を紹介受診した．

当科初診時現症：左MTP関節部全体に腫脹があり，足底部では第Ⅱ趾MTP関節部位に皮膚瘻孔を認め，足背部の瘻孔と連続していた．単純X線写真では第Ⅱ～Ⅳ趾MTP関節に破壊像が認められ，諸検査の結果，血流障害を伴わない神経障害型糖尿病性足潰瘍と診断された．

手術治療：第Ⅱ～Ⅳ趾MTP関節の切除が必要と考えられたが，患者は若く介護の仕事についていたため，歩行機能をできるだけ温存することとした．

1回目の手術では，感染コントロール目的としてデブリードマン手術のみを行った．第Ⅱ～Ⅳ趾中足骨の約1/2から遠位を切除し人工真皮で被覆した．4週間後に感染症状がないことを確認し，2回目の手術を行った(図3-a)．中足骨が一部露出していたためデブリードマンを追加して，外側広筋弁を連合させた遊離前外側大腿皮弁を移植した(図3-b)．露出した中足骨切断端に筋弁を充填し，その上に皮弁を被せて皮膚を縫合した．血管茎は皮下トンネルを通して足関節部前面まで移動し，横行枝と下行枝の部分をT-portionとして前脛骨動脈にflow-through吻合を行った(図3-c)[15]．

症例4：35歳，男性．踵部難治性潰瘍

現病歴：仕事中に左足部に熱傷を受傷し，近医で網状分層植皮術を施行された．日常生活に復帰

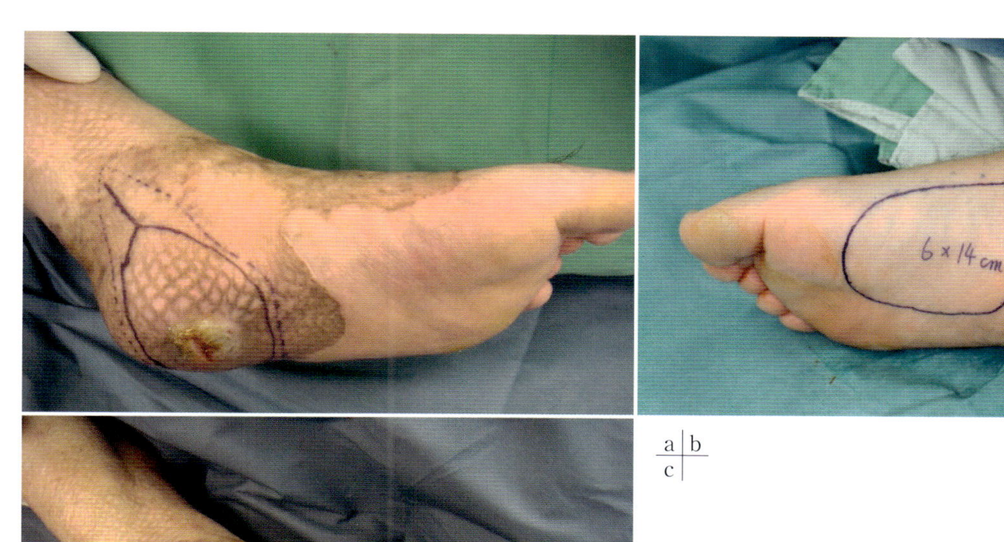

a | b
c

図 4. 症例 4：踵部足潰瘍
a：術前
b：対側から内側足底皮弁を採取するデザイン
c：血管吻合部と血管茎は皮弁で被覆されている．

したところ，踵部に皮膚潰瘍が出現して治癒しないため当科に紹介された．

当科初診時現症：踵部の網状植皮部瘢痕内に潰瘍が存在して，その中央に踵骨を触れた(図 4-a)．CT アンギオグラフィーなどの検査で後脛骨動脈は開存していた．

手術治療：右側より遊離内側足底皮弁を採取した．この際，血管吻合を行う部分まで皮弁が血管茎を被覆できるようなデザインとした(図 4-b)．血管茎は後脛骨動脈と端々吻合した(図 4-c)．

謝　辞

症例 1 の臨床写真と患者情報を提供していただいた，高知医療センター形成外科の原田浩史，五石圭一両先生に深謝いたします．

参考文献

1) Khouri, R. K., et al.：A prospective study of microvascular free-flap surgery and outcome. Plast Reconstr Surg. **102**：711-721, 1998.
2) 村上隆一ほか：遊離皮弁術後血栓形成例の検討. 日本マイクロ会誌. **29**：73-82, 2016.
3) Godina, M.：Early microsurgical reconstruction of complex trauma of the extremities. Plast Reconstr Surg. **78**：285-291, 1986.
4) Khouri, R. K.：Avoiding free flap failure. Clin Plast Surg. **19**：773-781, 1992.
5) Acland, R. D.：Refinements in lower extremity free flap surgery. Clin Plast Surg. **17**：733-744, 1990.
6) 中西秀樹ほか：救肢を考えた皮弁・筋皮弁移植法. 脈管学. **44**：659-662, 2004.
7) 橋本一郎ほか：神経障害型糖尿病足潰瘍に対する患肢温存と血流付加のための遊離皮弁術. 日本マイクロ会誌. **22**：266-272, 2009.
8) 田中嘉雄ほか：糖尿病性足潰瘍・重症虚血肢の救済：マイクロサージャリーの役割. 日本マイクロ会誌. **24**：320-330, 2011.
9) Hashimoto, I., et al.：Limb salvage and vascular

augmentation by microsurgical free flap transfer for treatment of neuropathic diabetic foot ulcers. J Med Invest. **61**：325-332, 2014.
10) 多久嶋亮彦ほか：下腿・足部の外傷に対する遊離皮弁を用いた再建. 日本マイクロ会誌. **24**：351-359, 2011.
11) 田中克己ほか：【私はこうしている—微小血管吻合法—】四肢再建—安定した治療成績のための knack and pitfalls—. 形成外科. **55**：959-968, 2012.
12) Abe, Y., et al.：Transcutaneous PCO_2 measurement at low temperature for reliable and continuous free flap monitoring：experimental and clinical study. Plast Reconstr Surg Global Open. **1**：e16, 2013.
13) 津田達也ほか：同種皮膚移植及び自家遊離組織移植により救肢しえた小児下肢外傷の一例. 日形会誌. **35**：485, 2015.
14) Yamashita, Y., et al.：Reconstruction of metatarsal bone defects with a free fibular osteomyocutaneous flap incorporating soleus muscle. J Plast Reconstr Aesthet Surg. **66**：277-280, 2013.
15) 橋本一郎ほか：【基礎疾患リスクのある患者の皮弁再建】糖尿病性足潰瘍に対する皮弁移植術の工夫. 形成外科. **56**：513-521, 2013.

PEPARS No.128：53-62, 2017

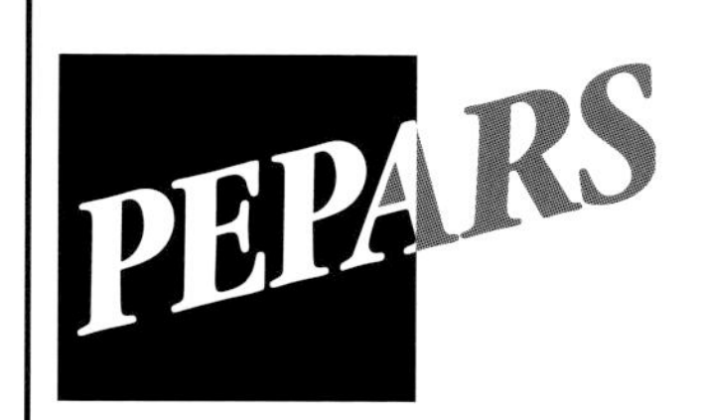

◆特集／Step up！マイクロサージャリー ―血管・リンパ管吻合，神経縫合応用編―

リンパ管静脈吻合術（LVA）の超一流を目指す ―10,000時間の法則―

原 尚子[*1] 三原 誠[*2]

Key Words：リンパ浮腫（lymphedema），リンパ管静脈吻合術（lymphatico-venous anastomosis），LVA のエビデンス（evidence of LVA），コーディネーション（coordination），針紛失対策（prevention of needle loss）

Abstract 1962年に初めて報告されてから，リンパ管静脈吻合術（LVA）はリンパ浮腫の治療として広がってきた．最近では少しずつエビデンスが構築されつつある．マイクロサージャリーを日常的に行っている形成外科医であれば，少し練習をすれば，リンパ管を吻合することはさほど難しくないと思われる．むしろ，機能良好なリンパ管をいかに見つけ出すかの方が，重要で難しいポイントである．LVA が成功するかどうかは，術前検査にかかっていると言っても過言ではない．ICG リンパ管造影，リンパシンチグラフィ，MR リンパ管造影などを駆使して，リンパ管のマーキングを行う．一方で，LVA では非常に小さな針で細い脈管を縫うため，手術前に術者の心身の状態を整えておくことが重要である．このための具体的な調整方法も記述した．

LVA の昔と今 ～科学的エビデンスの確立～

LVA が文献上に初めて記載されたのは，1962年2月のことであった[1)]．マイクロサージャリーの進歩について Jacobson II が書いた論文の中に，マイクロサージャリーの技術を使えばリンパ管と静脈を吻合することも可能である，という記述と吻合部の写真が掲載されている．同年10月，Cockett らは乳糜尿患者に対して腎門部で LVA を行ったことを報告した[2)]．この文献には，手術用ルーペを用いて6-0絹糸で吻合を行ったと書いてある．

それから55年が経ち，マイクロサージャリー用の顕微鏡も，器械も，技術も，格段に進歩してきた．それに伴い，LVA のエビデンスも徐々に蓄積されつつある．リンパ浮腫の標準治療は，圧迫療法，用手的リンパドレナージ（いわゆるマッサージ），スキンケアなどを含む複合的治療であるが，少しずつ LVA の認知度も上がってきている．リンパ浮腫の外科治療を行う際も，術前術後には保存療法がほぼ必須であるため，連携できるリンパ浮腫セラピストを探しておくことと，一度は複合的治療について勉強しておくのが望ましいと考える．

1．周径やボリューム減少に関するエビデンス

LVA による患肢のボリューム減少効果については，すでにいくつも報告がある．研究によって評価方法がまちまちであるため，単純な比較は難しいものの，下肢よりも上肢の方がボリューム減少効果は大きいような印象である．

ジェノバ大学の Campisi らは，複数のリンパ管を含む脂肪組織を静脈に挿入して縫い留めるという術式の LVA を行っている．10年以上のフォローで，83%の患者で excellent（75%以上のボリューム減少）という結果が得られたと報告した[3)]．MD アンダーソンがんセンターの Chang らは，LVA を行った89人の上肢リンパ浮腫患者の

[*1] Hisako HARA，〒332-0021 川口市西川口 5-11-5 埼玉県済生会川口総合病院リンパ外科・再建外科，医長
[*2] Makoto MIHARA，同，主任医長

表 1．LVA を行うための心得

1．体調を整える．飲酒が不安定要素になるなら，前日は控える．
2．当日の朝に，その日の自分の状態を知るために少しマイクロの練習をする．
3．手術を始める前に，自分の姿勢も含めたセッティングを確認する．
4．うっかり緊張しても，手が震えない方法を身につけておく．

うち 96％で自覚症状の改善，74％でボリュームの減少を認めたと報告している[4]．

我々の研究では，84 人の下肢リンパ浮腫患者に LVA を行い，47.7％で周径が改善，27.3％で変化なし，25％で悪化という結果であった．61.5％の患者で自覚症状の改善を認めていた．また，太く拡張したタイプのリンパ管を吻合した時に，最も周径減少効果が大きいことがわかった[5]．どこに拡張したリンパ管があるかは患者によって様々であるため，術前のリンパシンチグラフィや ICG リンパ管造影で十分にリンパ管機能を評価することが重要である．

2．蜂窩織炎減少に関するエビデンス

95 人のリンパ浮腫患者において，術前は蜂窩織炎の平均発生頻度が 1.46 回/年であったが，術後は 0.18 回/日にまで減少した[6][7]．リンパ浮腫の標準治療である複合的治療でも蜂窩織炎の頻度は減ると報告されているが，一方で蜂窩織炎が起こっている間は複合的治療を中断しなければならないという指導がなされることもある．そのため，複合的治療を中断している間にリンパ浮腫が悪化し，蜂窩織炎が起こりやすくなるという負のスパイラルに陥っていることがある．適切な複合的治療を行っても蜂窩織炎が繰り返し起こる場合，LVA はよい適応と考えられる．

3．リンパ浮腫に伴う痛み緩和に関するエビデンス

一般的にリンパ浮腫には痛みがないと言われるが，中には患肢に痛みを訴える患者もいる．一般的には鎮痛薬や抗うつ薬を処方されるが，有効でないこともある．我々の研究では，86 人の下肢リンパ浮腫患者のうち 8 人に痛みの症状があった（腰部脊柱管狭窄症などの疾患は整形外科で除外）．LVA の術後にはすべての患者で痛みが軽減し，痛みに関する Visual Analogue Scale は，術前は平均 5.3 であったが，術後は 1.8 まで低下した[8]．

リンパ管造影検査を行ったことがあれば経験があるかもしれないが，造影剤をリンパ管に注入すると患者が痛みを訴えることがある．リンパ管自体に痛覚受容体があるのか，周囲の組織にある神経で疼痛を感じているのかはわからないが，リンパ管と痛みは何らかの関係がありそうである．いずれにせよ，リンパ浮腫に伴う痛みは LVA によって軽減するようである．

LVA の手術手技

1．LVA に向かう際の心構え，準備

LVA では非常に細い脈管を吻合するため，手術に向かう前に術者側のコンディションを整える必要がある．スポーツ医学の分野には，1970 年代に旧東ドイツで提唱された「コーディネーション」という考え方があり，識別能力や反応能力，連結能力などのコーディネーション能力を総合的に鍛えることがスポーツや医療現場で有用であるとされている[9]．我々はこの考え方に基づいて心，技術，身体の準備を整えている．これは精神統一や精神論のような話をしているのではなく，具体的な心身の調整作業を日々行っている（表 1）．

どんな外科医でも，その日の体調や精神状態によって，微妙に指の力み方が変わるものだと思う．特に LVA では 12-0 の針を使うため，微妙な力の具合の差が手術操作に影響を与えることがある．我々は毎朝，卓上顕微鏡を用いてマイクロサージャリーの練習を行うようにしている．その日の自分のコンディションを把握することで，少し力が入りすぎているようであればリラックスを心掛け，操作が雑になっているようであれば手術中にはいつもより丁寧な操作を心掛ける，といったような微調整が可能になる．「頭で認識している心身の状態」と「実際の心身の状態」のすりあわせを行い，コーディネーション能力を高めるのである．さらに，この朝練習が惰性にならないよう，吻合するシリコンチューブの角度を変えたり，吻合にかかる時間を計って記録したりしながら，後述する「限界的練習」を行うようにしている．

練習用の実体顕微鏡は，ライカエクスペリエンスラボのオンラインショップで購入できる，ライカ ES2 という機種を使っている(図 1)．安価であるが，10×，30× の 2 段階切り替えが可能で，練習用としてはまったく問題なく使用できる．吻合に使用するのは，血管吻合練習カード(村中医療器株式会社)のシリコンチューブで，0.3 mm から 2 mm まで各種の太さがあるが，我々は 0.3 mm を用いている(図 2)．針糸はケイセイ医科工業株式会社のマイクロ針付縫合糸の 11-0(針径 70 μm)または 12-0(針径 50 μm)を用いている．糸の長さは 13 cm で，1 パックに 12 本入っている(図 2)．

実際に手術で使う道具に関しては，基本的には通常のマイクロサージャリーに用いる器械で問題ない．ただ，持針器だけはステンレス製よりもチタン製のものが使いやすい．理由の 1 つには，先端の細さや角度をオーダーメイドで作れることがあるが，何より重要なのは，磁力を帯びないということである．11-0 や 12-0 の針はとても小さく軽いため，帯磁したステンレスの持針器を使うと磁力で針が思わぬ動きをして，針を把持するだけでも労力を要することがある．チタン製の持針器は磁気を帯びないので，このストレスがなくなる．

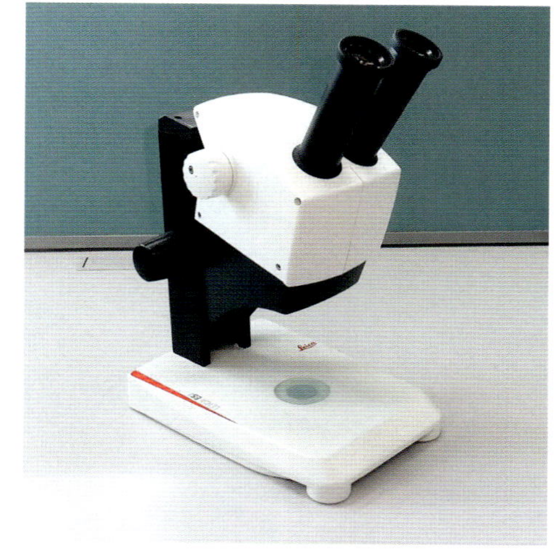

図 1. 朝練習に使っている実体顕微鏡
ライカエクスペリエンスラボのオンラインショップで購入できる，ライカ ES2 という機種を使っている．

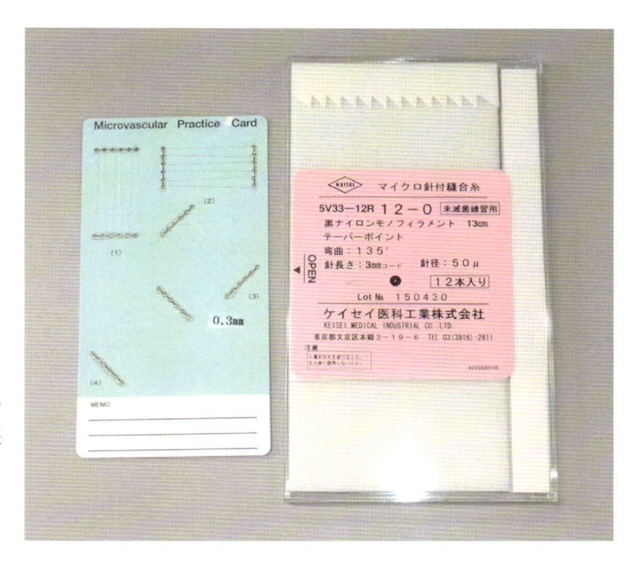

図 2.
朝練習に使っているシリコンチューブ(左)と針付きナイロン糸(右)
シリコンチューブは村中医療器株式会社の血管吻合練習カード(0.3 mm)，針糸はケイセイ医科工業株式会社のマイクロ針付縫合糸で，11-0(針径 70 μm)または 12-0(針径 50 μm)を用いている．

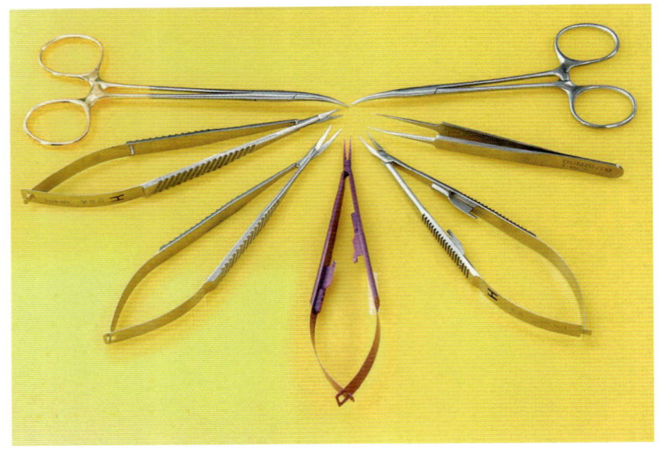

図 3.
筆者が使っているマイクロサージャリー用器械
中央はEMIファクトリーのチタン製持針器.
他の器械はすべてステンレス製

チタン製の器械は一般的にステンレスよりもやや脆弱なので，5番セッシやマイクロ用剪刀はステンレス製のものを使っているが，持針器はEMIファクトリーのチタン製のものを好んで使っている(図3).

2．手術前のセッティング

LVAは基本的に局所麻酔下に行っている．理由は後に詳述する.

ICGリンパ管造影，リンパシンチグラフィ，MRリンパ管造影などの所見をもとに，リンパ管の位置をできるだけ正確にマーキングする．ICGリンパ管造影はリンパ管の正確な位置がわかるため，LVAの術前検査として非常に有用である．しかし，皮膚からの深さ1cmくらいまでしか見えないため，特に重症リンパ浮腫の患肢ではどうしてもリンパ管が見えないことがある．そのような場合には，リンパシンチグラフィやMRリンパ管造影などの所見を頼りにリンパ管のマーキングを行う．次に超音波検査を行い，リンパ管の近くにある皮静脈をマーキングする．超音波検査を行うと，静脈の深さ，太さ，位置が正確にわかるため，非常に有用である．リンパ管，静脈の位置をできるだけ正確にマーキングすることで，より小さな皮膚切開で，より短い手術時間にてLVAを行うことができるようになる.手術手技よりも,どれだけ正確に術前のマーキングをできるかが，LVAの成功の鍵を握ると言っても過言ではない．我々の施設では，患者1人あたり1～1.5時間かけて術前のマーキングを行っている.

術中の体位は基本的に仰臥位であるが，大腿内側や下腿外側など，仰臥位では側面になってしまうところでLVAを行う際は，術中に体位変換して側臥位や腹臥位で手術を行う．術中に自由に体位変換するためには，患肢全体を消毒しておくことが必要である．たとえ片側下肢のLVAが予定されている場合でも，消毒は両下肢とも行っている.

体位と皮膚切開部位が確定したら，皮膚切開部位以外には清潔なオイフをかけ，患者の皮膚を覆ってしまう．LVAでは複数か所に皮膚切開を入れるため，以前は患者の患肢が完全に露出した状態で手術を行っていたが，電気メスや，先の鋭いマイクロ用器械などが患者の皮膚に不用意にあたることを防ぐため，数年前からドレープで患肢を覆うようにしている．また，後に詳述するが，マイクロ用針糸の紛失を防ぐためにも役立っている.

手術は，基本的に皮膚切開から閉創まですべてを顕微鏡下に行う．皮膚切開する部位は，鼠径部や下腹部のような平坦なところから大腿内側のような斜面まで，バリエーションが大きい．そのため，皮膚切開を入れる前に，術者がストレスなく手術を行えるようなセッティングを行うことが重要である．他のマイクロサージャリーと同じかもしれないが，基本的には術者の両足を床にべったりとつけて安定させ,背筋を伸ばして椅子に座り,手首を安定した場所にあずけ，肩から手首までの力を抜いて，指の力のみで手術操作ができるよう

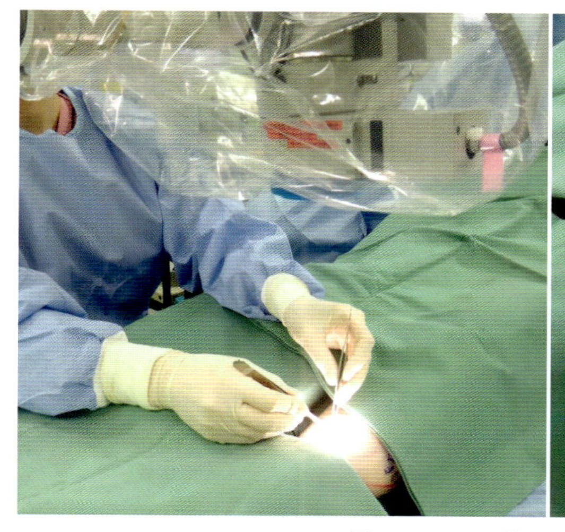
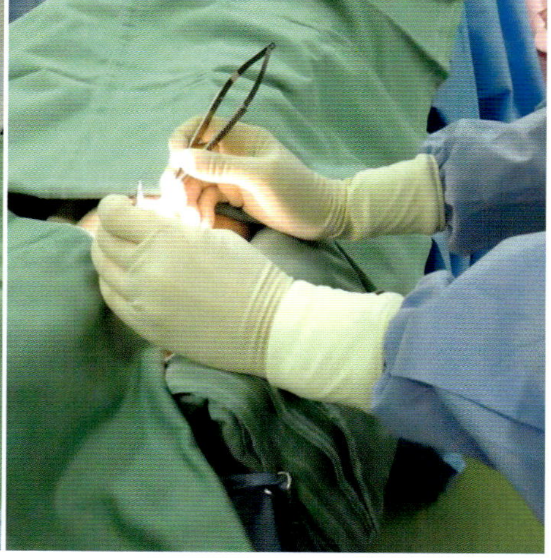

a | b

図 4. LVA の際のセッティング
術野以外はドレープで覆っている．手関節を安定したところにあずけ，手指以外に力が入らないように調整する．b では，手関節の下に丸めたドレープを置き，手台にしている．

に，ベッドの高さ，いすの高さ，顕微鏡の位置を調整する．つま先だけしか床についていなかったり，肩や手首に力が入っていたりすると，体に余計な力みが生じ，手の震えにつながる．手指以外はできるだけ脱力できる状態が望ましい(図 4-a)．LVA を行う際には，手首の置き場が確保できないこともあるので，清潔なオイフなどを丸めて置くことで，手台とする(図 4-b)．

筆者は，どこの施設で手術をする時も常に以上のようにセッティングすることを心掛けている．うっかり緊張して手が震えそうになった時は，足は安定して床についているか，背筋は伸びているか，肩の力は抜けているか，手台はあるか，手首に余計な力が入って背屈位になっていないかとチェックして体勢を整えることで，体の緊張がとれ，精神的な緊張も和らぐことが多い．また，吸気は交感神経を刺激し，呼気は副交感神経を刺激するため，緊張している時は意識的に呼気を長くすることで，副交感神経優位になり震えが出にくくなる．ストレッチをすることでも副交感神経優位になるので，我々は術前には全身のストレッチをしており，術中に少し手の震えが出るような時にも軽いストレッチをするようにしている．

3．実際の手術手技

① 局所麻酔薬を皮内または皮下注射する．この時に静脈を損傷しないように注意する．皮膚切開を入れた時に真皮下血管網から出血することを防ぐため，必ずエピネフリン加の局所麻酔薬を用いる．

② エピネフリンにより血管が収縮するまで数分待ってから，15 番メスで皮膚切開を入れる．真皮下血管網から少量出血するが，これは 2〜3 分で止まるので，電気メスなどで焼灼する必要はない．むしろ，ここで電気メスを多用すると術後の色素沈着の原因になる．

③ 皮静脈を見つける．この時，浅筋膜は破らずに温存しておくと，あとでリンパ管を見つけやすい．細かい血管は電気メスで焼灼しながら，出血させないように注意する．出血が多くなると，患者がモニターを見ている場合は不安を与えるし，何より静脈やリンパ管を見つけにくくなる．

④ 浅筋膜上をできるだけ広く剝離する．リンパ浮腫の患肢では脂肪組織の線維化があるため，浅筋膜なのか線維組織なのかわかりにくいこともあるが，リンパ管は浅筋膜のすぐ下にあるので，確実に浅筋膜を見つけて広く剝離することが，スムーズにリンパ管を見つけるために大変重要である．

⑤ リンパ管のマーキングがある辺りで浅筋膜を切開すると，浅筋膜の直下にリンパ管が出てく

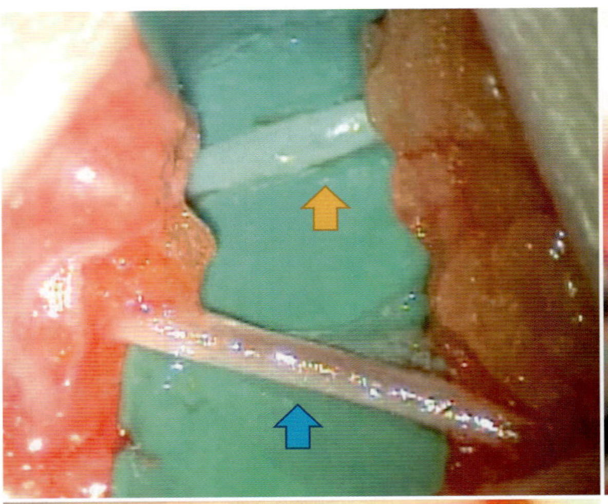

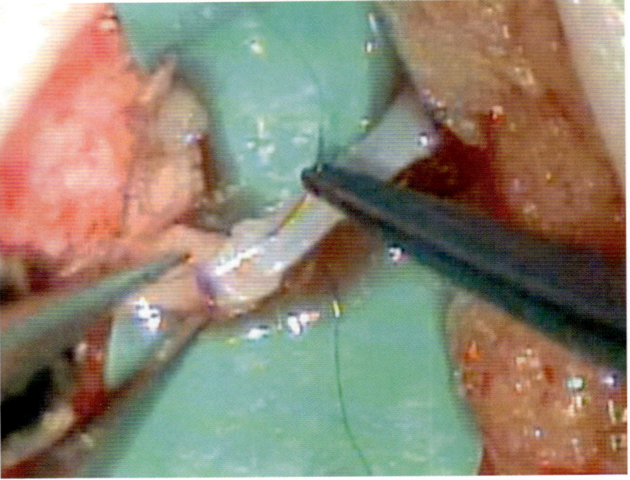

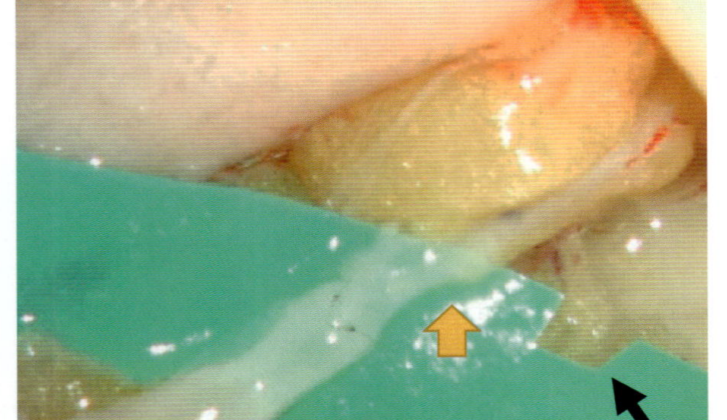

a | b
c |

図 5.
LVA の術中写真
黄色矢印：リンパ管
青矢印：静脈
a：リンパ管と静脈を同定したところ．緑色のバックグラウンドシートを敷いている．
b：吻合中．0.5 mm 以下の細いリンパ管を吻合する場合は one hand technique が必要となる．
c：吻合終了時．リンパ管から静脈にリンパ液が流入し，静脈が透明になっている．緑色のバックグラウンドシートに 1 mm 毎の切れ込みがあり，リンパ管と静脈のサイズがわかりやすい(黒矢印)．

る(図 5-a)．どうしてもリンパ管が見つからない場合は，創部より 5 cm 遠位に，インジゴカルミンなどの青い色素を 0.05 m*l* 程度皮内注射してマッサージすると，5 分くらいでリンパ管が青く染まってくるので，有用である．

⑥ リンパ管と静脈の下にバックグラウンドのシートを敷く．このシートに 1 mm 四方の切れ込みを作っておくと，吻合部を写真に撮った時に縮尺がわかりやすい(図 5-c)．

⑦ リンパ管と静脈を切断する．脈管は切断すると収縮するため，リンパ管はできるだけ近位で，静脈はできるだけ遠位で切断できるよう，可能な範囲で剝離を追加する．リンパ管は無色透明で壁が薄いため，切断したあとに紛失しないよう，ピオクタニンインクなどで少し色をつけておくとよい．静脈に枝がある場合は，逆流の原因になるため切断しておくが，どうしても逆流する場合は小さな血管クリップをかける．

⑧ リンパ管，静脈の大きさにより，11-0 または 12-0 の針付きナイロン糸で吻合を行う(図 5-b)．端々吻合がよいのか，側端吻合がよいのかについては諸説あるが，現在のところ決定的なデータは発表されておらず，コンセンサスには至っていない．細いリンパ管を縫う際には supermicrosurgery の one hand technique が必要となるが，1 mm 程度に拡張したリンパ管では，通常の血管吻合と同じようにセッシで内腔を確保しながら吻合することが可能である．One hand technique では「針先で内腔を感じる」と言われるが，筆者としては，針先が何にも触れていない状態，針先をわずかに振ってみて抵抗がない状態を「内腔を感じる」と言うのではないかと思っている．細い脈管の吻

合に慣れていない場合は，IVaS を利用するのも有用である[10]．吻合が終わったら patency を確認する(図 5-c)．

⑨ 4-0 PDS で真皮縫合を行う．吻合部を損傷することがないよう，真皮吻合も顕微鏡下に行っている．表皮縫合は行わず，ステリストリップを貼付した上からガーゼ保護して，手術を終了する．翌日，創部からの浸出液が止っていれば防水のフィルムテープを貼付し，シャワー浴可とする．

4．手術中のマイクロ針紛失対策

LVA では，11-0 や 12-0 といった，きわめて細い針糸を使用する．9-0 くらいの針糸では，たとえ術中に紛失したとしても，発見することが可能である．しかし 11-0 や 12-0 は，静電気や空調設備からの風のために思いも寄らないところまで飛んで行っていることも多く，いったん紛失すると見つけることは非常に困難である．おそらくどこの医療機関でも同じだと思われるが，12-0 などのホコリのような細さの針であっても，針は針なので，紛失した場合は発見するためにある程度の時間と労力をかけることを要求される．この時間と労力は，術者にとっても患者にとってもできれば避けたいストレスである．

我々の施設では，セーフティーボックスと呼ばれるプラスティック製の箱を使うことで，マイクロの針紛失が著明に減少した．箱の底に，生食ガーゼ 3 枚を丸めた俵を置き，その上に生食ガーゼを広げて敷き詰める(図 6)．吻合中や吻合後に針糸を把持した持針器を置く場合は，必ずこのセーフティーボックスの中に置くようにしている．術野から器械台に針を戻す際は，持針器で把持してセーフティーボックスに入れたまま運び，器械出しの看護師は箱の中は触らないようにする．生食ガーゼを敷いておくことで，つるつるのプラスティック面よりも摩擦が大きくなるため，持針器を置いた時に安定する．肉眼では見えにくい針糸を置く場所を限定することで，万が一針を紛失した時も，この箱の中を中心に探すことで発見が早くなっている．また，先に述べた通り，術野以外の部位をオイフで平らに覆っておくことで，下肢と下肢の間の隙間や下肢の下など，山あり谷ありのところを探すよりも，紛失した針の発見が容易になる．

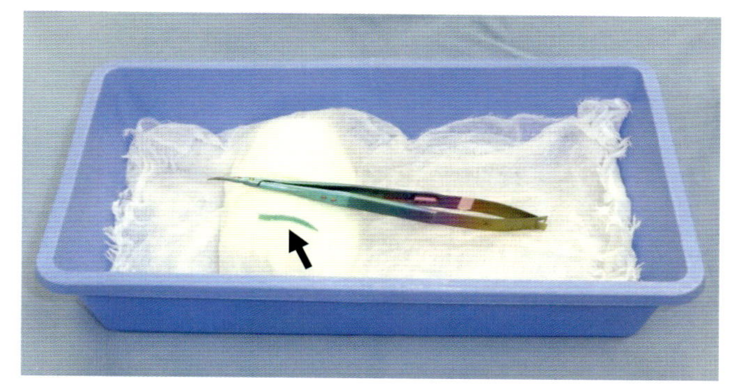

図 6． セーフティーボックス
マイクロ用針の紛失予防のために使用している．プラスティックボックスに生食ガーゼの俵を置き，その上に広げた生食ガーゼを敷き詰めている．チタン製の持針器に針を把持した状態で置いている．バックグラウンドシートのような小物もここに管理する(黒矢印)．

もう 1 つ，患者には術前の説明であらかじめ，術中にマイクロ用の針糸がなくなる可能性があること，捜索に時間をかけると限られた手術時間が削られていき患者さんの不利益になることを説明しておくのが重要である．万が一本当に紛失した場合は，状況を説明し，針はなくなったが，「創内に遺残がないことを顕微鏡下に確認しているので」問題ないことを伝えている．また，実際に吻合に用いていた針糸を患者に見せると，針があまりに小さいため，ほとんどの患者が納得してくれる．

5．局麻で手術を行う利点

我々は，局所麻酔で LVA を行っている．もちろん局所麻酔特有の煩わしさはあるが，総合的に考えると局所麻酔のメリットの方が勝ると思っている．まず何より全身麻酔より低侵襲であることが挙げられる[11]．また，麻酔科医不足の病院でも施行可能である．手術時間は 3～4 時間であるため，この間に患者とじっくり話をすることで，趣味，仕事，家族構成などをよりよく理解でき，その後の治療にも活かされる．外来で 1 人の患者と話をできる時間は限られているため，手術中は患者とコミュニケーションをとる貴重な時間になっている．

もう1つのメリットは，患者がモニターで手術の内容をリアルタイムに見られるという点である．術中に，手術の進捗状況や脂肪組織の線維化の程度などをひとつひとつ説明していくことで，患者の安心感につながり，また，患者が自分自身のリンパ浮腫の状態について理解するのを助けている．我々は以前に，リンパ管硬化の程度をもとにNECST分類を提唱したが[12)〜14)]，このNECST分類に沿ってリンパ管の状態を患者に説明している．術後に，LVAの効果があった場合も，思うような結果にならなかった場合も，患者は自分の状態をよく理解しているため，状況の説明が容易になる．また，実際の手術を見てもらうことで，患者と医師の信頼関係の構築にも役立つ．最近では，手術中の映像を患者や家族に生中継で見せることが，患者や家族の不安軽減や訴訟抑制につながるという報告もある．

とはいえ，最初にLVAを行う際は，リンパ管を探す時に時間がかかったり，手術室スタッフとの連携がうまくいかなかったりする可能性もあるので，慣れるまでは全身麻酔で行うことをおすすめする．

LVAの適応拡大

LVAは，主に二次性リンパ浮腫に対する治療として広がってきた．さらに，最近では様々な疾患に対しての応用が報告されている．

原発性リンパ浮腫に対しては，LVAが効くという報告と効かないという報告が混在している状況が続いていた．「原発性リンパ浮腫」の中に様々な病態の浮腫が含まれていることが要因の1つと思われる[15)〜19)]．つまり，LVAが効く原発性リンパ浮腫と，効かない原発性リンパ浮腫があると思うのである．我々は以前に62人の下肢原発性リンパ浮腫患者においてLVAの効果を調査し，リンパ浮腫を発症した年齢が高い方がLVAの効果が得られやすいということがわかった[20)]．リンパ管の発達が未熟なほど若年で発症するものと思われる．原発性リンパ浮腫患者では，目に見えているリンパ浮腫以外にもリンパ機能異常が潜んでいることがある上，リンパ浮腫患肢においては，通常とは異なるところにリンパ管が走行していることもあるため，二次性リンパ浮腫以上に念入りに検査を行う必要がある．

原発性リンパ浮腫の最重症型が全身性リンパ管形成不全症(generalized lymphatic dysplasia；GLD)で，胎児期または新生児期から乳糜胸水，乳糜腹水，全身の浮腫などが起こる．病態が解明されないまま，慣習的に中鎖脂肪酸ミルク投与，絶食，ステロイド投与，オクトレオチド投与などが行われてきたが，奏効しなかった場合，高率に死に至る．このようなGLD患者にICG検査を応用することで，体表での異常所見とGLDの重症度および予後に関連があることがわかってきた[21)]．また，四肢リンパ管と乳糜胸腹水が直接的に交通している場合は，四肢でLVAを行うことによって乳糜胸腹水を治療することができることもある[22)]．小児科医，放射線科医と形成外科医が連携することで，今後の発展が楽しみな分野である．

もう1つ，陰部浮腫に関しても，下肢LVAが著効することがある．ICG検査やリンパシンチを行うと，下肢リンパ管から陰部に流入するリンパ流が認められることがあり，このような時にLVAの有効性が高い印象である．羞恥心から，患者はなかなか陰部リンパ浮腫について医療関係者に相談できず，さらに相談したとしても圧迫療法が難しい部位でもあり，治療に難渋することもある．陰部リンパ小疱が悪化すると，リンパ小疱を形成し，疼痛，リンパ漏，頻回の蜂窩織炎などにつながることもある．リンパ小疱は，リンパ還流異常によりリンパ管内圧が上昇しているために生じると考えられ，LVAによりリンパ管内圧を低下させることが根本的な治療になると思われる[23)〜26)]．

最後に
～超一流のリンパ外科医を目指して～

心理学者のアンダース・エリクソンによると，

「超一流」になるためには「10,000時間の限界的練習」が必要である．つまり，少しずつ何らかの負荷をかけながら，適切なフィードバックが得られる状況で，10,000時間の練習をするということである．一方で作家のジョシュ・カウフマンは，何事もまず20時間練習することで，下手ではない程度にできるようになると言っている．

何かの片手間に，10,000時間をLVAに費やすのは容易ではない．まず，0.3 mmのシリコンチューブを吻合する練習を1日45分，30日やってみると20時間になる．これで，ある程度の向き不向きがわかると思う．もし，この手技を面白いと感じるようなら，次にLVAを5件行ってみる．これが20時間である．これも面白いと思えるなら，ぜひ10,000時間，つまり超一流になる道を目指してみるとよいと思う．我々の施設では，1日8～10時間程度をリンパ浮腫診療に費やしており，4～5年で10,000時間が達成できることになる．たとえば専門医取得後にこのような施設で一定期間没頭すると，40歳手前で超一流のリンパ外科医になることができるという計算になる．

リンパ外科の領域は，まだまだエビデンスが確立していない領域である．逆に，これからいくらでも新しいエビデンスを作っていくことができ，非常に興味深い分野であるとも言える．日本は世界中のどこよりも，LVAに関して多くの経験と知識，洗練された技術を持っている．筆者もまだ超一流には至っていない身ではあるが，今後，日本から多くの超一流リンパ外科医が誕生することを願っている．

参考文献

1）Jacobson, J. H. 2nd, Suarez, E. L.：Microvascular surgery. Dis Chest. **41**：220-224, 1962.

2）Cockett, A. T., Goodwin, W. E.：Chyluria：attempted surgical treatment by lymphatic-venous anastomosis. J Urol. **88**：566-568, 1962.
Summary　世界で初めてのLVAの臨床応用についての論文．

3）Campisi, C., et al.：General surgery, translational lymphology and lymphatic surgery. Int Angiol. **30**(6)：504-521, 2011. Review.

4）Chang, D. W., et al.：A prospective analysis of 100 consecutive lymphovenous bypass cases for treatment of extremity lymphedema. Plast Reconstr Surg. **132**(5)：1305-1314, 2013.
Summary　主に上肢リンパ浮腫に対してLVAを行ったprospective studyについての論文．

5）Mihara, M., et al.：Multisite lymphaticovenular bypass using supermicrosurgery technique for lymphedema management in lower lymphedema cases. Plast Reconstr Surg. **138**(1)：262-272, 2016.
Summary　2016年にPRS journal clubに選ばれた，下肢リンパ浮腫に対するLVAの効果についての論文．

6）Mihara, M., et al.：Combined conservative treatment and lymphatic venous anastomosis for severe lower limb lymphedema with recurrent cellulitis. Ann Vasc Surg. **29**(6)：1318, e11-e15, 2015.

7）Mihara, M., et al.：Lymphaticovenular anastomosis to prevent cellulitis associated with lymphoedema. Br J Surg. **101**(11)：1391-1396, 2014.
Summary　LVAの蜂窩織炎に対する効果についての論文．

8）Mihara, M., et al.：Lymphaticovenous anastomosis releases the lower extremity lymphedema-associated pain. Plast Reconstr Surg Glob Open. **5**(1)：e1205, 2017.
Summary　LVAの下肢リンパ浮腫の疼痛に対する効果についての論文．

9）東根明人ほか：「コーディネーショントレーニング及び動作法の組み合わせが大学男子ハンドボール選手のコーディネーション能力に及ぼす影響」．順天堂スポーツ健科研．**6**：117-124, 2002.

10）Narushima, M., et al.：Intravascular stenting (IVaS) for safe and precise supermicrosurgery. Ann Plast Surg. **60**(1)：41-44, 2008.

11）Chan, V. S., et al.：Local anesthesia for lymphaticovenular anastomosis. Ann Plast Surg. **72**(2)：180-183, 2014.

12）Mihara, M., et al.：Pathological steps of cancer-related lymphedema：histological changes in the collecting lymphatic vessels after lymphadenectomy. PLoS One. **7**(7)：e41126, 2012.
Summary　肉眼的所見，電子顕微鏡所見に基づく，集合リンパ管の分類(NECST 分類)を提唱した論文.
13) Hara, H., et al.：Comparison of indocyanine green lymphographic findings with the conditions of collecting lymphatic vessels of limbs in patients with lymphedema. Plast Reconstr Surg. **132**(6)：1612-1618, 2013.
Summary NECST 分類と ICG 検査の所見の関連について調べた論文. ICG 所見により，リンパ管硬化の程度が異なることが示された.
14) Hara, H., Mihara, M.：Blocking of the lymphatic vessel in lymphedema. Eplasty. **17**：e11, 2017. eCollection 2017.
Summary ICG 検査でリンパ管の急な途絶を認めた箇所で，LVA 術中にリンパ管硬化を認めた.
15) Hara, H., et al.：Lymphatic dysfunction after ligation surgery for varicose vein. SAGE Open Med Case Rep. **4**：2050313X16672154, 2016. eCollection 2016.
16) Hara, H., et al.：Lymphoedema caused by idiopathic lymphatic thrombus. J Plast Reconstr Aesthet Surg. **66**(12)：1780-1783, 2013.
Summary リンパ塞栓によって生じた原発性リンパ浮腫の 1 例を報告した論文.
17) Hara, H., et al.：Idiopathic portal hypertension and lower limb lymphedema. Lymphology. **45**(2)：63-70, 2012.
18) Hara, H., et al.：Presence of thoracic duct abnormalities in patients with primary lymphoedema of the extremities. J Plast Reconstr Aesthet Surg. **65**(11)：e305-e310, 2012.
Summary MRI を用いて，原発性リンパ浮腫患者における胸管の形態異常を評価した論文.
19) Hara, H., et al.：Assessment of configuration of thoracic duct using magnetic resonance thoracic ductography in idiopathic lymphedema. Ann Plast Surg. **68**(3)：300-302, 2012.
20) Hara, H., et al.：Indication of lymphaticovenous anastomosis for lower limb primary lymphedema. Plast Reconstr Surg. **136**(4)：883-893, 2015.
Summary 原発性リンパ浮腫に対する LVA の効果を報告した論文. 発症年齢が高いほど LVA が有効となる傾向があった.
21) Shibasaki, J., et al.；Evaluation of lymphatic dysplasia in patients with congenital pleural effusion and ascites using indocyanine green lymphography. J Pediatr. **164** (5)：1116-1120, 2014.
22) Mihara, M., et al.：Indocyanine green lymphography and lymphaticovenous anastomosis for generalized lymphatic dysplasia with pleural effusion and ascites in neonates. Ann Vasc Surg. **29**(6)：1111-1122, 2015.
23) Hara, H., et al.：Pathological investigation of acquired lymphangiectasia accompanied by lower limb lymphedema：lymphocyte infiltration in the dermis and epidermis. Lymphat Res Biol. **14**(3)：172-180, 2016.
Summary 下肢リンパ浮腫に伴う陰部リンパ小胞の病理学的所見についての論文.
24) Mihara, M., et al.：The effect of lymphaticovenous anastomosis for an intractable ulcer at the lower leg in a marked obese patient. Microsurgery. **34**(1)：64-67, 2014.
25) Hara, H., et al.：Therapeutic strategy for lower limb lymphedema and lymphatic fistula after resection of a malignant tumor in the hip joint region：a case report. Microsurgery. **34**(3)：224-228, 2014.
26) Okitsu, T., et al.：Natural history of lymph pumping pressure after pelvic lymphadenectomy. Lymphology. **45**(4)：165-176, 2012.

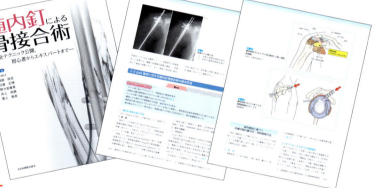

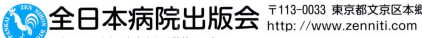

PEPARS No.128：64-72，2017

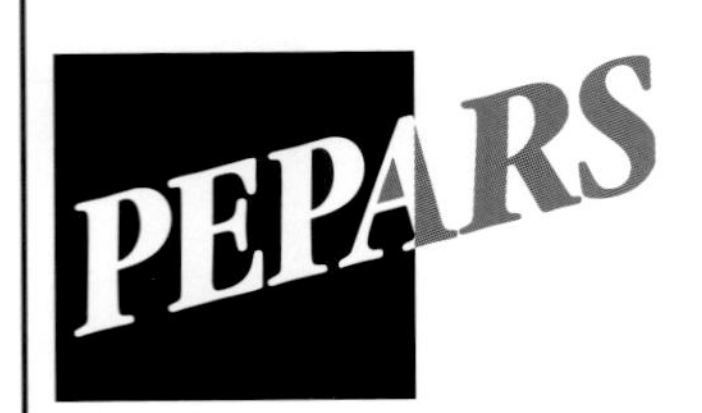

◆特集／Step up！マイクロサージャリー ―血管・リンパ管吻合，神経縫合応用編―

血管柄付きリンパ節移植：スーパーマイクロサージャリーを用いた輸出リンパ管吻合付加選択的リンパ節移植

山本　匠[*1]　山本奈奈[*2]　石浦良平[*3]　吉松英彦[*4]
成島三長[*5]　飯田拓也[*6]　光嶋　勲[*7]

Key Words：リンパ浮腫(lymphedema)，血管柄付きリンパ節移植術(lymph node transfer；LNT)，リンパ管細静脈吻合(lymphaticovenular anastomosis；LVA)，超微小外科・スーパーマイクロサージャリー(supermicrosurgery)，インドシアニングリーン(ICG)リンパ管造影(ICG lymphography)，輸出リンパ管吻合(efferent lymphatic vessel anastomosis；ELVA)

Abstract　血管柄付きリンパ節移植術(lymph node transfer；LNT)はリンパ節を栄養血管・輸入リンパ管・輸出リンパ管およびその周囲組織を血行を有した状態で移植する手術で，リンパ管細静脈吻合術で治療困難な重症リンパ浮腫に対しても有効性が期待できる治療法である．原法・従来法では動静脈吻合のみで移植を行うが，この方法では移植リンパ節の輸出リンパ管が閉塞して移植リンパ節の機能障害が起こるリスクが高い(骨盤リンパ節郭清後の下肢リンパ浮腫発症と同じメカニズムによる)．また，採取部位の医原性リンパ浮腫を起こすリスクがあり，安全で効果的なLNTを行うにあたり工夫が必要である．ICGリンパ管造影ナビゲーション下にスーパーマイクロサージャリーを用いて選択的にリンパ節弁を採取し，血管吻合に加え輸出リンパ管吻合(efferent lymphatic vessel anastomosis；ELVA)を行うことでこれらの問題点を克服し良好な結果が得られる．

はじめに

リンパ管細静脈吻合術(lymphaticovenular anastomosis；LVA)は本邦で開発されたリンパ浮腫外科治療法で，うっ滞したリンパを静脈系にバイパスする生理的再建法のひとつである．その有効性・低侵襲性から世界中に広まりつつあるが，リンパ管硬化が進行した症例ではリンパのバイパス効果が少なくなり臨床的な改善も見込み難くなる(図1)．進行例やLVA不応例ではリンパ循環の改善には更なる治療が必要となるが，現時点では血管柄付きリンパ節移植術(lymph node transfer；LNT)が有用な選択肢と考えられている．

LNTでは輸入リンパ管・リンパ節・輸出リンパ管・栄養血管およびその周囲組織からなる健常なリンパユニットを移植する方法で，移植されたリンパ浮腫部位で周囲組織とリンパ管新生を介して移植リンパ節にリンパが吸収されることでドレナージ効果が得られる(図2)．健常なリンパ組織を移植するため，患肢のリンパ管硬化の程度によらずドレナージ効果が得られLVA不応例でも改善が見込めるが，基本的には全身麻酔が必要であり，採取部のリンパ浮腫の発症リスクを有することから，適応判断および手術手技には細心の注意

[*1] Takumi YAMAMOTO，〒162-8655　東京都新宿区戸山1-21-1　国立国際医療研究センター病院形成外科，診療科長
[*2] Nana YAMAMOTO，〒130-0022　東京都墨田区江東橋4-23-15　東京都立墨東病院形成外科，非常勤医師
[*3] Ryohei ISHIURA，〒514-8507　三重県津市江戸橋2丁目174　三重大学医学部形成外科
[*4] Hidehiko YOSHIMATSU，〒113-8655　東京都文京区本郷7-3-1　東京大学医学部形成外科，助教
[*5] Mitsunaga NARUSHIMA，三重大学医学部形成外科，教授
[*6] Takuya IIDA，東京大学医学部形成外科，准教授
[*7] Isao KOSHIMA，〒734-8551　広島市南区霞1-2-3　広島大学国際リンパ浮腫治療センター，特任教授

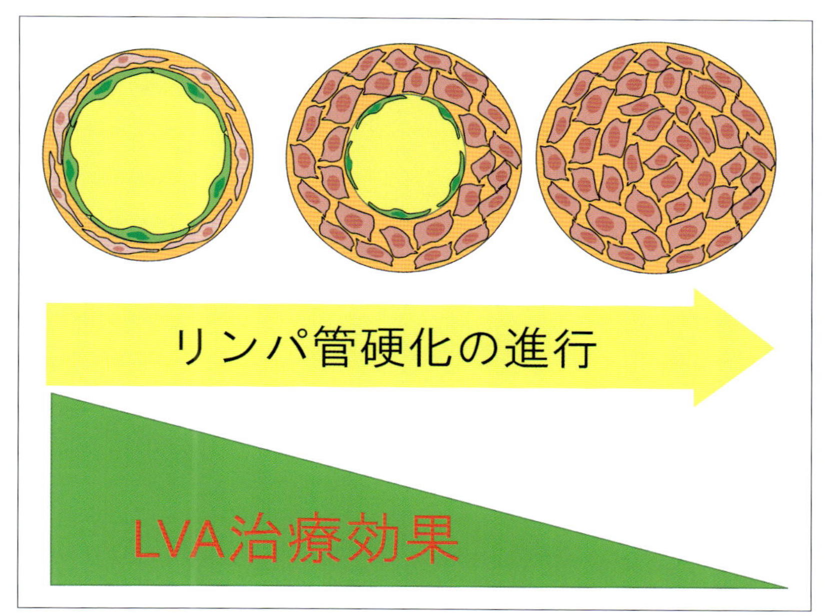

図 1. リンパ管硬化と LVA 治療効果
リンパ管硬化とともにバイパス効果が低下していく.

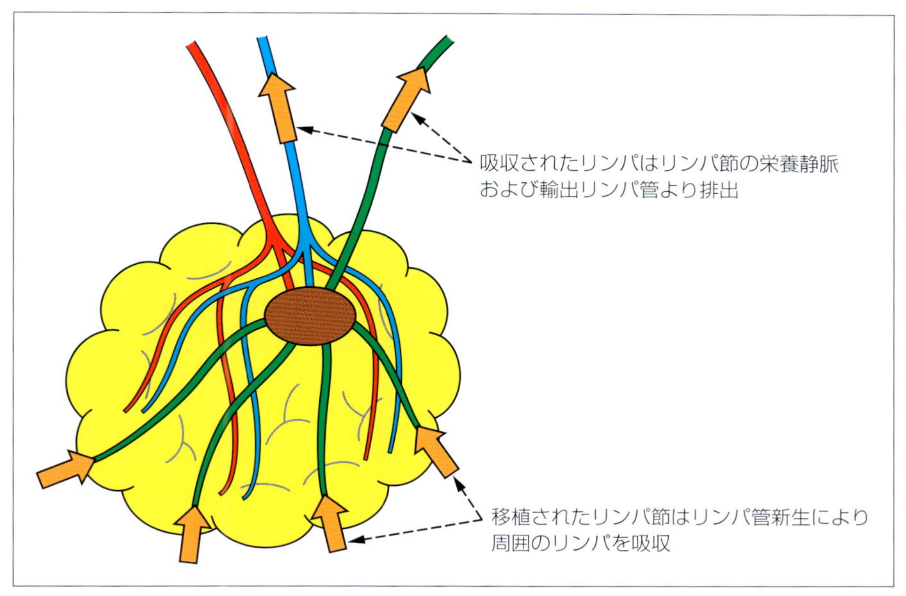

図 2. LNT によるリンパドレナージ
レシピエントのリンパ管硬化が重度でも効果が期待できる.

が求められる. 本稿では筆頭著者の LNT 症例選択・手術手技の方法を中心に我々のリンパ浮腫診療への取り組みにつき概説する.

LNT の適応判断

リンパ浮腫診療においてはリンパ循環の改善が最も重要であり, 圧迫療法抵抗例における外科治療法としてはリンパバイパス術と LNT が広く用いられている. リンパバイパス術には前述した LVA などのリンパ静脈シャントのほかリンパ–リンパバイパス術などがあるが, リンパ管硬化が進行した症例では効果が得られないため LNT による治療が検討される.

現時点では ICG リンパ管造影による重症度分

表 1. 二次性リンパ浮腫における DB stage と治療法の選択

DB stage	ICG 所見	病　態	治療方針
stage 0	DB なし	リンパ浮腫なし	治療なし
stage I	Splash あり	不顕性リンパ浮腫	経過観察 or ELVA***
stage II	Stardust(+)*	早期リンパ浮腫	LVA(ELVA***)
stage III	Stardust(++)*	進行リンパ浮腫	複合外科治療 • LVA • LNT • 減量術
stage IV	Stardust(+++)*		
stage V	Linear なし**		

*Stardust に加え Diffuse を認めることもある.
**stage IV までは Linear パターンを認める.
***輸出リンパ管静脈吻合. 所属リンパ節が温存されている場合のみ施行可能

表 2. LVA と LNT の比較

	LVA	LNT
麻酔	局所麻酔	全身麻酔
皮切	約 2 cm	約 5 cm
入院期間	外来でも可	約 1 週間
リスク	アレルギーのみ	ドナーリンパ浮腫ほか
治療効果	重症例で改善困難	重症例でも改善可能

表 3. 原発性リンパ浮腫における ICG 分類と治療法の選択

ICG パターン	考えられる病態	治　療
PDB パターン	近位でのリンパ流閉塞 (≒二次性リンパ浮腫)	LVA (±LNT±LS)
DDB パターン	遠位でのリンパ流閉塞	LVA (±LNT±LS)
LE パターン	浅リンパ系＜深リンパ系 リンパポンプ不全など	厳格な圧迫 (±LVA)
NE パターン	リンパ無形成 リンパ重度低形成, リンパ吸収不全など	LNT (±LS)

類(Dermal Backflow(DB)stage)が二次性リンパ浮腫の治療法選択に最も有用であり, DB stage により治療法を検討するのがよい(表 1). 進行例, 特に DB stage IV～V では LVA で効果が不十分な症例も多くなるが, リンパ管硬化の確定診断には LVA 術中所見が必要なこと, LNT が LVA に比較すると著明に侵襲が大きいことを考慮すると, まずは LVA を行いリンパ管硬化の程度を評価し, 臨床経過をフォローして必要があれば LNT を行う, というスタンスで我々は診療している(表 2). 特に上肢リンパ浮腫は下肢リンパ浮腫に比べると, 進行例でも LVA のみで十分な効果が得られる症例が多いため, タキサン系薬剤による皮膚硬化に起因する著明な手関節可動域制限に対して遊離皮弁による拘縮解除としての治療を行う場合や, 自家組織移植での乳房再建と同時に行う場合以外では LNT を行うことはほとんどない.

原発性リンパ浮腫においても ICG リンパ管造影による分類は治療法選択に有用である(表 3). PDB パターン・DDB パターンでは LVA がよい適応であるが, NE パターンの症例では LVA の効果はまず期待できないため LNT をはじめから検討してもよい.

LNT の手術手技

後述の通り LNT には様々な方法が考えられるが, 我々はスーパーマイクロサージャリーの技術を用いて選択的にリンパ節弁(lymph node flap ; LNF)を採取して輸出リンパ管吻合(efferent lymphatic vessel anastomosis ; ELVA)を行うことが安全かつ効果的な LNT に重要と考え実践している. 我々が多用してる下肢リンパ浮腫に対する外側胸部からの LNT を中心に手術手技のコツと注意点について述べる.

1. 術前 ICG リンパ管造影と皮膚切開デザイン

外側胸部から LNT を行う場合は上肢から腋窩リンパ節にいたるリンパ流を損傷しないことが重

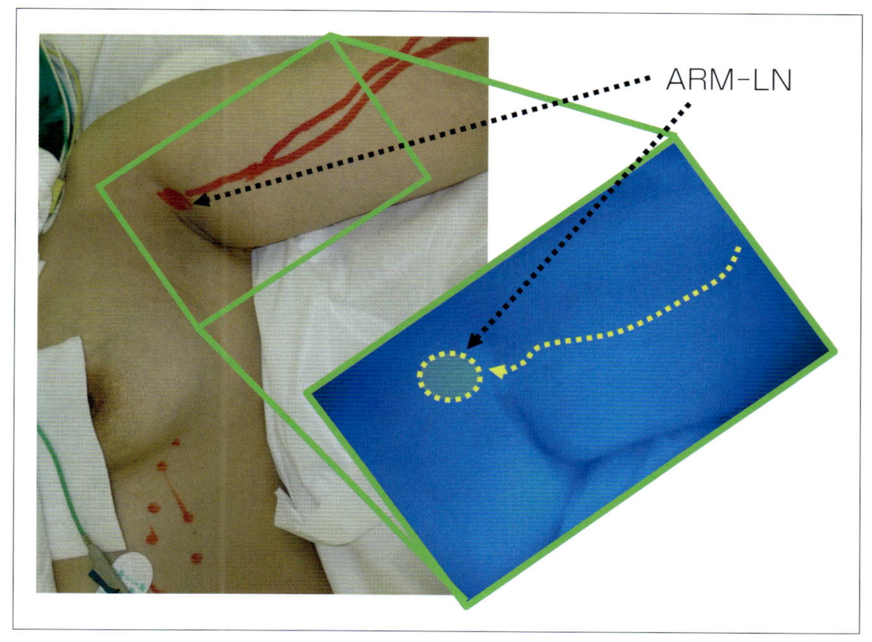

図 3. 術前 ICG リンパ管造影による ARM-LN のマッピング

要であり ICG リンパ管造影による axillary reverse mapping(ARM)が有用である．手術室入室後に ICG を第二指間に皮下注射して腋窩リンパ節までのリンパ流をマーキングする．三角筋上を通り鎖骨上に至る経路があれば採取部リンパ浮腫発症リスクは低いと考えられるが，この場合でも ARM で同定された主要腋窩リンパ節(ARM-LN)は剝離しないようにすると安全である．採取する LNF は ARM-LN より尾側のものであり，ARM-LN より 7 cm 程度尾側に 4～8 cm の皮膚切開をデザインし LNF を挙上する．慣れないうちは ARM の後，前胸部に ICG を皮下注射し採取するリンパ節を時間差で造影・同定し，リンパ流に沿って皮膚切開をデザインするとやりやすい(図 3)．

2．皮膚切開から浅筋膜の露出

皮膚を切開したら浅筋膜を広く露出しておく．効率的なリンパドレナージには LNF の移植床との接触面積が重要であり，塊ではなくシート状に LNF を採取するのが好ましい．ARM の所見を基に ARM-LN に近づかないよう，あまり頭側や大胸筋後面に向かって剝離しないように注意する．

3．術中ナビゲーション

浅筋膜が広く露出されたら ARM-LN を術野内より同定し，剝離してはいけない領域を皮膚ペンでマーキングしておく．ARM-LN の術中マーキングの後，色素や ICG を用いて術中ナビゲーション下に LNF をデザインし挙上する．術前に ICG を前胸部に皮下注射していない場合は，この時点で剝離された浅筋膜最尾側端より 7 cm 程度離れた部位の前胸部に 3 か所ほど ICG や色素を皮下注射する．注射部位が近いと術野に漏れてナビゲーション不能になるので注意する．

4．輸出リンパ管の同定

術中ナビゲーションにより採取する LNF に含まれるリンパ節および輸出リンパ管を同定し，輸出リンパ管を 7-0 ナイロン糸で結紮・切離しマーキングする．通常，輸出リンパ管の近くに LNF の栄養血管が走行しているので注意する．この時点で輸出リンパ管をマーキングしておかないと ELVA は困難である．移植(血管吻合)の段階で探そうとしても，栄養血管の近くにあるはずの輸出リンパ管を探し出すことは思いのほか難しい．

5．フリースタイル LNF 挙上

LNF の輸出リンパ管をマーキングしたら，それより遠位(尾側)の輸入リンパ管を含む脂肪(浅筋膜下の深脂肪層)をシート状に LNF をデザインし挙上する．遠位を先に剝離すると LNF が縮

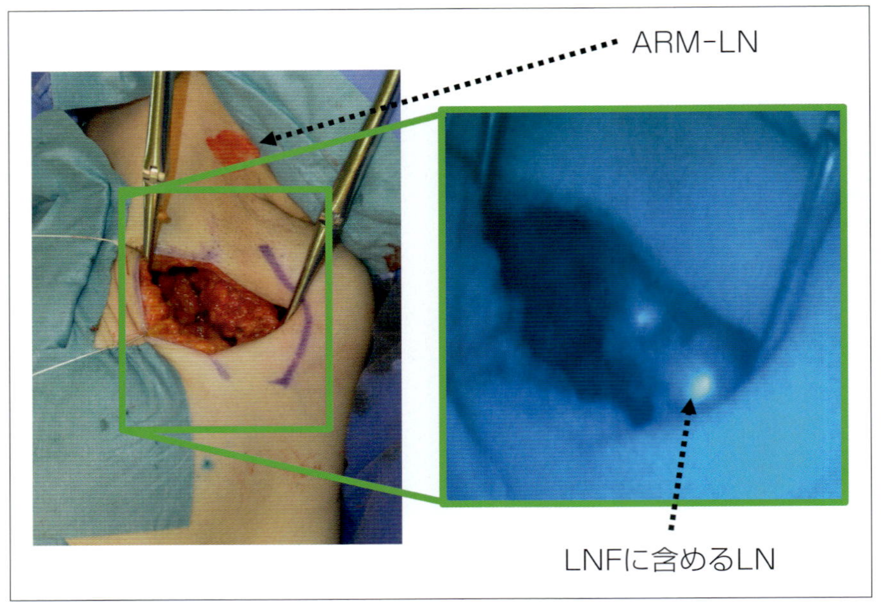

図 4. 術中ICGリンパ管造影によるナビゲーション
ARM-LNから十分尾側で剥離しているため，術野にはLNFに含めるリンパ節のみ確認できる．

んで(頭側に引き込まれ)挙上しにくくなるため，LNFの内側と外側からLNF下面を深筋膜上で剥離していくのがよい．リンパ節に近い近位(頭側)では栄養血管があるため注意して剥離する．後述の通り，スーパーマイクロサージャリーの技術を用いて穿通枝レベルで栄養血管を剥離すると，選択的かつ複数のLNFを挙上することが可能である．栄養血管は外側胸動静脈系・胸背動静脈系・肋間動静脈穿通枝のいずれのパターンもあり得るため，先入観をもたずフリースタイルで挙上するのがよい．栄養血管を同定・剥離したら遠位側を剥離してLNFを採取する(図4)．

6．LNFの血管吻合

採取したLNFを移植部の深脂肪層に広く接するように縫い付けてから血管吻合を行う．鼠径部(浅腸骨回旋動脈穿通枝；SCIP)，大腿外側(外側大腿回線動脈下降枝穿通枝；ALTp)など遊離皮弁でよく使用される血管以外にも，大腿内側(浅大腿動脈穿通枝；SFAP，下行膝動脈穿通枝；DGAP)，下腿内側(後脛骨動脈穿通枝；PTAP)，下腿外側(腓骨動脈穿通枝；PAP)，下腿遠位(前脛骨動脈穿通枝；ATAP)，足背(足背動脈穿通枝；DPAP)や無名血管など，いたるところに穿通枝が存在するため，perforator-to-perforator吻合の技術を用いると浮腫が著明な部位を狙って移植することができる．

7．LNFの輸出リンパ管吻合(ELVA)

LNFの血流再開後にELVAを行う．動脈穿通枝に伴走静脈が2本あれば，そのうちの1本を用いてELVAを端々吻合で行うとよい．動脈穿通枝の伴走静脈が1本の場合はその枝に端々吻合を行うか，皮静脈系の静脈に端々吻合を行う．端側吻合では静脈血がELVA吻合部に必ず接してしまうため，可能な限り静脈逆流のない静脈と端々吻合するよう心掛ける．レシピエント静脈が動脈穿通枝の伴走静脈1本しかない場合は，LNF内の静脈かレシピエント静脈に端側吻合でELVAを行う．

8．術後管理

通常の遊離組織移植同様に移植部の圧迫は避ける．下肢に移植する場合は通常術後3日程度床上安静でトイレ歩行程度にとどめる．術後3〜7日は30分程度までの歩行にするが，鼠径部のみの移植で安静度を守れるのであれば退院してもらい，術後14日頃に外来再診とすることもある．筆頭著者は以前PGE_1点滴を術後に行っていたが，最近は周術期に抗生剤以外の薬剤は使用していない．

移植部以外で圧迫できる部位は可及的早期に圧迫を再開し，移植部は弾性着衣の着用時の圧を参考に術後3〜14日より再開する．臨床所見・ICGリンパ管造影所見を参考にして，改善傾向にあれば徐々に圧迫を軽減していくこともあるが，LNTの十分な効果が得られ始めるのは術後3か月以降(12〜18か月後となることも多い)であり，そもそもLNTが適応となる症例は重症例であることから，基本的には術後1年間は術前同様に圧迫し続ける方がよい．早期にドレナージ効果が得られ徐々に効果が減弱することもあるLVAと異なり，LNTの治療効果が見られ始めるのは遅いが，興味深いことに，ELVAを行っていれば時間経過とともに効果が増強していくことが多い．

LNTの要点と盲点

LNTのメリットはリンパ管硬化の著しいLVA無効例でも効果が期待できることである．しかし，局所麻酔下で日帰りでも施行可能なLVAに比べると侵襲が大きく，ドナーのリンパ浮腫リスクがあることが最大のデメリットである．安全で効果的にLNTを行うためにはポイントをおさえておかなければならない．

1．LNFドナーの選択

“リンパ節移植”と言うと特殊な組織移植のように聞こえるが，鼠径部や側胸部などリンパ節が豊富な部位から血管周囲の脂肪組織を剝離せず一塊にして挙上すればLNFとなるため，古典的な鼠径皮弁などはリンパ節移植となっている場合が多い．しかしながら，体表の組織を一塊にして挙上するリンパ節移植では採取部のリンパ浮腫の報告がありドナーの犠牲が大きい．体表からLNFを挙上する場合は，reverse mappingにより温存すべきリンパ節を確実に同定・温存し，選択的にリンパ節を採取して移植することが重要である．色素法・RI法・蛍光色素法などを組み合わせて，温存LNと採取LNを別々に同定すると安全・確実にLNFが挙上できるが，手技が煩雑になるのが難点である．我々は時間差ICGリンパ管造影や色素法を組み合わせて選択的LNF挙上を行っている．

我々は主に外側胸部よりLNFを挙上しているが，その理由は①ARM-LNの温存が比較的容易，②多数の微小リンパ節がある，③分割して採取し多部位に移植可能，であるからである．鼠径とは異なり腋窩・外側胸部領域には多数のリンパ節が存在するため，視認・触知可能なリンパ節以外にも微小なリンパ節を使用することができる．

鼠径部もreverse mappingすることでLNFの選択的・分割採取が可能であるが，外側胸部に比較すると困難であることが多い．鎖骨上LN・顎下LNでは選択的・分割採取は極めて困難である．体表であっても顔面リンパ浮腫は多少のリンパ循環障害があっても臨床上問題になりづらいため顎下LNはドナーリンパ浮腫のリスクは低い．しかしながら，顔面神経下顎枝の損傷リスクがある．

体表以外では，大網・腸間膜・虫垂(間膜)・内胸血管周囲LNなどの移植が可能であり，末梢のリンパ浮腫発症リスクはほぼないものと考えられる．しかし，体表からのLNTに比較すると侵襲が大きいのが難点である．腹腔鏡下LNF採取でより低侵襲に施行できる可能性があるが，最もLNTの需要がある二次性下肢リンパ浮腫例では，原病治療ですでに開腹手術されているため，腹腔内からのLNF採取が困難な例が多い．

2．移植部位の選択

閉塞部位の四肢近位・遠位への移植などが報告されているが，我々の経験ではLNTは移植部位周囲で最も効果が得られるため，浮腫が著明な部位に移植するのがよいと考えている．通常medial bundleの領域で特に浮腫が顕著な部位に移植するが，LVAがある程度効果のあった症例ではAL-Tpなどをレシピエントに用いてlateral bundle領域に移植するのがよい．多くのLNT適応症例では広い領域に亘り浮腫が顕著であるため，前述の外側胸部よりスーパーマイクロサージャリーの剝離技術を用いて複数のLNFを分割して移植する

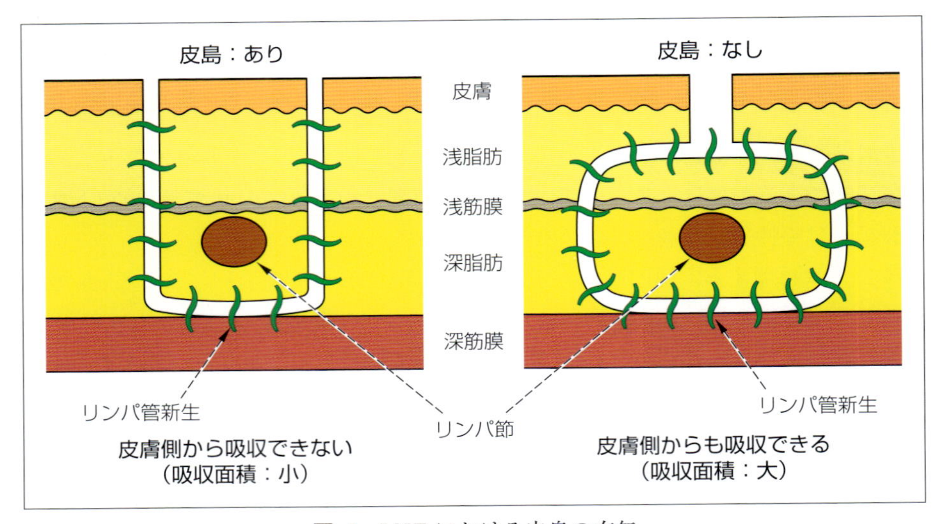

図 5. LNT における皮島の有無
皮島があると LNF と周囲組織との接触面積が小さくなるためドレナージ効果が劣る.

と，1 回の手術で効率的にリンパ流を改善できる.

3．LNF の皮島の有無

皮島があると術後モニタリングに有用であるが，整容的再建も求められるリンパ浮腫治療では整容的には許容し難く二期的に切除する必要がある．筆頭著者は乳房再建と同時に LNT を行う場合，皮膚硬化で関節可動域制限が著しく遊離皮弁による拘縮解除が必要な場合，皮膚潰瘍を伴い皮膚欠損がある場合以外は基本的には皮島は LNF に含めていない.

効率的なリンパドレナージの観点からも皮島を含めることはデメリットとなると考えられる．LNT の作用機序は，移植された LNF が周囲組織との間のリンパ管新生を介して浮腫組織のリンパを移植 LN に取り込み，移植 LN に取り込まれたリンパが栄養静脈および輸出リンパ管に流れ，それぞれ吻合された静脈に還流することでうっ滞したリンパがドレナージされる．皮島を含めない場合に比べ含めた場合は周囲組織との接触面積が著しく小さくなるため，リンパドレナージ効率が劣ると考えられる(図 5)．LNF 挙上の段階では皮島を含めてもよいが，移植する際に denude して皮膚側の毛細リンパ管からもリンパ管新生を介してドレナージできるようにするのが好ましい.

4．輸出リンパ管

通常の LNT では輸出リンパ管は吻合されないが，ELVA なしでは移植 LN は次第にその機能が廃絶していくものと考えられる．骨盤リンパ節郭清後の下肢リンパ浮腫の発症機序を考えると理解しやすい．骨盤リンパ節郭清後の下肢リンパ浮腫では，鼠径リンパ節が温存されているにもかかわらず，鼠径リンパ節の機能が廃絶して下肢リンパ浮腫を発症している．すなわち，鼠径リンパ節の中枢の骨盤リンパ節が郭清されリンパ流が閉塞されていることに起因しており，鼠径リンパ節の輸出リンパ管閉塞が原因であることに他ならない.

諸家の報告では血管吻合のみの LNT でもドレナージ効果が得られているが，我々の経験では ELVA を行った症例と行えなかった症例では，短期および長期経過が異なることが示唆されている．LNT においても骨盤リンパ節郭清後の二次性下肢リンパ浮腫と同様の機序が生ずるものと考えられるため，移植 LN の機能温存のためには ELVA を行うことが望ましい．片側性の原発性下肢リンパ浮腫では健側腰部リンパ管をレシピエントとして輸出リンパ管リンパ管吻合(efferent lymphaticolymphatic anastomosis；ELLA)を行うことも可能である．ELVA よりもさらに吻合部閉塞リスクを低減できると考えられるが，適応は極めて限られる.

まとめ

リンパ浮腫診療においてLNTはなくてはならない治療方法である．圧迫療法はリンパ浮腫治療の基本であるが，下肢リンパ浮腫・陰部リンパ浮腫ではそのほとんどが圧迫療法抵抗性であり外科治療を要する．低侵襲なLVAが外科治療の第一選択となる症例が多いが，進行例ではLVAの効果が不十分なことが多くリンパ循環の改善のためにLNTを要することもある．LNTはLVA不応性のリンパ管硬化進行例でも有効な治療であるが，ドナーのリンパ浮腫は絶対に避けなければならない．ナビゲーションスーパーマイクロサージャリーで安全で有効なLNTを行うことが肝要である．

参考文献

1) Yamamoto, T., et al.：Complete lymph flow reconstruction：a free vascularized lymph node true perforator flap transfer with efferent lymphaticolymphatic anastomosis. J Plast Reconstr Aesthet Surg. **69**(9)：1227-1233, 2016.
Summary　LNTに輸出リンパ管リンパ管吻合(ELLA)を行う理想的なリンパ流再建方法および術後のICGリンパ管造影による再建リンパ流の証明.
2) Yamamoto, T., et al.：Efferent lymphatic vessel anastomosis(ELVA)：supermicrosurgical efferent lymphatic vessel-to-venous anastomosis for the prophylactic treatment of subclinical lymphedema. Ann Plast Surg. **76**(4)：424-427, 2016.
Summary　輸出リンパ管静脈吻合(ELVA)によるリンパ節機能温存.
3) Koshima, I., et al.：Ultrastructural observations of lymphatic vessels in lymphedema in human extremities. Plast Reconstr Surg. **97**(2)：397-405, 1996.
4) Narushima, M., et al.：The intravascular stenting method for treatment of extremity lymphedema with multiconfiguration lymphaticovenous anastomoses. Plast Reconstr Surg. **125**：935-943, 2010.
5) Yamamoto, T., et al.：Quadruple-component superficial circumflex iliac artery perforator(SCIP) flap：a chimeric SCIP flap for complex ankle reconstruction of an exposed artificial joint after total ankle arthroplasty. J Plast Reconstr Aesthet Surg. **69**(9)：1260-1265, 2016.
Summary　キメラSCIP移植としてのLNT.
6) Koshima, I., et al.：Lymphadiposal flaps and lymphaticovenular anastomoses for severe leg edema：functional reconstruction for lymph drainage system. J Reconstr Microsurg. **32**(1)：50-55, 2016.
Summary　分割リンパ組織移植法.
7) Yamamoto, T., et al.：Indocyanine green lymphography findings in primary leg lymphedema. Eur J Vasc Endovasc Surg. **49**：95-102, 2015.
Summary　ICGリンパ管造影による原発性リンパ浮腫の分類法.
8) Yamamoto, T., et al.：Characteristic indocyanine green lymphography findings in lower extremity lymphedema：the generation of a novel lymphedema severity staging system using dermal backflow patterns. Plast Reconstr Surg. **127**(5)：1979-1986, 2011.
Summary　ICGリンパ管造影を用いた病態生理的な下肢リンパ浮腫重症度評価方法(DB stage).
9) Yamamoto, T., et al.：Indocyanine green(ICG)-enhanced lymphography for upper extremity lymphedema：a novel severity staging system using dermal backflow(DB) patterns. Plast Reconstr Surg. **128**(4)：941-947, 2011.
Summary　ICGリンパ管造影を用いた病態生理的な上肢リンパ浮腫重症度評価方法(ADB stage).
10) Yamamoto, T., et al.：The earliest finding of indocyanine green(ICG) lymphography in asymptomatic limbs of lower extremity lymphedema patients secondary to cancer treatment：the modified dermal backflow(DB) stage and concept of subclinical lymphedema. Plast Reconstr Surg. **128**(4)：314e-321e, 2011.
Summary　無症状肢におけるICGリンパ管造影における異常所見Splashの重要性および不顕性リンパ浮腫(subclinical lymphedema)の概念・定義を提唱．Subclinical stageを加味して修正したICGリンパ管造影による下肢リンパ浮腫重症度評価方法(LDB stage)の報告.
11) Yamamoto, T., et al.：Indocyanine green(ICG)-enhanced lymphography for evaluation of facial lymphoedema. J Plast Reconstr Aesthet Surg. **64**(11)：1541-1544, 2011.
Summary　顔面リンパ浮腫における特徴的な

ICG リンパ管造影所見の報告.
12) Yamamoto, T., et al.：Indocyanine green velocity：Lymph transportation capacity deterioration with progression of lymphedema. Ann Plast Surg. **71**(5)：591-594, 2013.
Summary Dynamic ICG リンパ管造影を用いた包括的なリンパ浮腫病態評価方法を開発.
13) 山本 匠ほか：リンパ管細静脈吻合(Lymphaticovenular Anastomosis：LVA)～超微小血管吻合によるリンパ浮腫治療～. 血管外科. **30**(1)：45-49, 2011.
14) 山本 匠ほか：To Be a Supermicrosurgeon～Supermicrosurgery の練習法と実際～. 脳神経外科速報. **21**(10)：1114-1120, 2011.
Summary Supermicrosurgery の習得方法を動画付きで説明.
15) 山本 匠ほか：下肢リンパ浮腫に対するリンパ管細静脈吻合(LVA：lymphatico-venular anastomosis). エキスパート形成再建外科 ひと目でわかる術式選択とテクニック. 初版. pp. 312-325, 中山書店, 2010.
16) 山本 匠ほか：ICG リンパ管造影とリンパ管細静脈吻合術によるリンパ浮腫の診断と治療ならびに神経束反転法による神経再建. 整形・災害外科. **55**(4)：357-364, 2012.
17) 山本 匠ほか：簡便な下肢リンパ浮腫重症度評価方法. リンパ学. **33**(2)：98-99, 2010.
18) Yamamoto, T., et al.：Lower extremity lymphedema index：a simple method for severity evaluation of lower extremity lymphedema. Ann Plast Surg. **67**(6)：637-640, 2011.
19) Yamamoto, T., et al.：Upper extremity lymphedema index：a simple method for severity evaluation of upper extremity lymphedema. Ann Plast Surg. **70**(1)：47-49, 2013.
20) 山本 匠ほか：ICG リンパ管造影によるリンパ浮腫評価. よくわかるリンパ浮腫のすべて. 初版. pp. 87-96, 永井書店, 2011.
21) Yamamoto, T., et al.：Lambda-shaped anastomosis with intravascular stenting method for safe and effective lymphaticovenular anastomosis. Plast Reconstr Surg. **127**(5)：1987-1992, 2011.
22) Yamamoto, T., et al.：Split intravascular stents for side-to-end lymphaticovenular anastomosis. Ann Plast Surg. **71**(5)：538-540, 2013.
23) 山本 匠ほか：安全で効率的なリンパ管細静脈吻合(LVA). リンパ学. **33**(2)：67-69, 2010.
24) Yamamoto, T., et al.：A modified side-to-end lymphaticovenular anastomosis. Microsurgery. **33**(2)：130-133, 2013.
25) Yamamoto, T., et al.：Sequential anastomosis for lymphatic supermicrosurgery：multiple lymphaticovenular anastomoses on one venule. Ann Plast Surg. **73**(1)：46-49, 2014.
26) Yamamoto, T., et al.：Simultaneous multi-site lymphaticovenular anastomoses for primary lower extremity and genital lymphoedema complicated with severe lymphorrhea. J Plast Reconstr Aesthet Surg. **64**(6)：812-815, 2011.
27) Yamamoto, T., et al.：Minimally invasive lymphatic supermicrosurgery (MILS)：indocyanine green-guided simultaneous multi-site lymphaticovenular anastomoses via millimeter skin incisions. Ann Plast Surg. **72**(1)：67-70, 2014.
28) Yamamoto, T., et al.：Supermicrosurgical lymphaticovenular anastomosis for a breast lymphedema secondary to vascularized axillary lymph node flap transfer. Lymphology. (in press)
Summary LNT 後のドナーリンパ浮腫に対する LVA 治療.
29) Akita, S., et al.：Comparison of vascularized supraclavicular lymph node transfer and lymphaticovenular anastomosis for advanced stage lower extremity lymphedema. Ann Plast Surg. **74**(5)：573-579, 2015.
30) Granzow, J. W., et al.：An effective system of surgical treatment of lymphedema. Ann Surg Oncol. **21**(4)：1189-1194, 2014.
31) Baumeister, R. G., et al.：Microsurgical lymphatic vessel transplantation. J Reconstr Microsurg. **32**(1)：34-41, 2016.
32) Pons, G., et al.：A case of donor-site lymphoedema after lymph node-superficial circumflex iliac artery perforator flap transfer. J Plast Reconstr Aesthet Surg. **67**(1)：119-123, 2014.
33) Vignes, S., et al.：Complications of autologous lymph-node transplantation for limb lymphoedema. Eur J Vasc Endovasc Surg. **45**(5)：516-520, 2013.
Summary LNT 後の合併症(ドナーリンパ浮腫含む)の報告. 選択的 LNF 採取ではない従来法による LNT の危険性がよくわかる.
34) Yamamoto, T., et al.：Factors associated with lymphosclerosis：an analysis on 962 lymphatic vessels. Plast Reconstr Surg 2017 Jun 12 [Epub ahead of print]

PEPARS No.128：73-81，2017

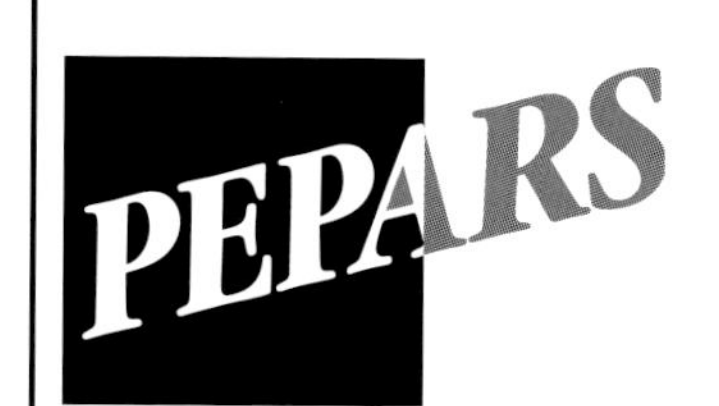

◆特集／Step up！マイクロサージャリー ―血管・リンパ管吻合，神経縫合応用編―

各種の神経縫合とその応用

垣淵　正男*

Key Words：端側神経縫合(end-to-side neurorrhaphy)，神経移植(nerve graft)，神経移行(nerve transfer，nerve crossing，nerve crossover)，神経再建(nerve reconstruction)，神経修復(nerve repair)

Abstract　神経縫合には基本となる端々縫合の他に端側縫合，側々縫合，筋肉への直接縫合などがある．

また，それらを用いた術式には，単純な神経縫合術の他に神経移植術，神経移行術がある．

神経移植に用いられる神経には大耳介神経，頸横神経などの頸神経，腓腹神経，外側大腿皮神経，総腓骨神経の外側枝，前腕内側皮神経，内側および外側前腕皮神経，浅橈側皮神経，後骨間神経終末枝などがあり，遊離また有茎(血管柄付き)神経として移植される．

神経移行には，腕神経叢麻痺に対する肋間神経移行術，副神経移行術，尺骨神経部分移行術，顔面神経麻痺における顔面交叉神経移植，舌下神経移行術，咬筋神経移行術，副神経移行術などがある．

これらを組み合わせた手技として，顔面神経再建におけるインターポジショナル・ジャンプグラフト，ループ型神経移植，クロスリンク型神経移植，ネットワーク型神経移植があり，頭頸部や四肢における機能的筋肉移植における移植筋に対する神経再建術がある．

はじめに

神経縫合の基本は，手術用顕微鏡下に，愛護的な手技で，切断された神経内の各神経束をギャップや逸脱なく接合することで，円滑な神経再生を促すことである．

しかし，実際の臨床における神経修復は，単純な神経切断や神経欠損の新鮮例に対する神経縫合や神経移植ばかりではなく，端側神経縫合や神経移行など，神経縫合の技術プラスアルファの戦略が必要な場合も多い．

マイクロサージャリーのステップアップに必要な神経縫合と神経再建について述べる．

末梢神経の解剖

中枢神経や神経節にある神経細胞から延びる神経線維の周りを神経内膜が取り囲み，複数の神経線維が神経周膜に包まれて神経束(funicles)となって，さらに複数の神経束が神経上膜に包まれたものが神経である．

神経の長軸に沿って栄養血管が走り，シュワン細胞などの支持細胞も含まれる．

神経自体は中枢から末梢に向かって分枝や合流をするが，その内部の神経束の間にも交叉があり，1本の神経の断面の神経束の分布(topography)は切断される部位によって変化する．

したがって，単純な切断の場合は同じ神経束同士を縫合できるが，ある程度の欠損がある場合は神経の断面の神経束の分布は異なるため完全な適合は難しい．

神経縫合の種類

神経縫合は，縫合糸を神経上膜と神経周膜にどのようにかけるかによって，神経上膜縫合(epineural suture)，神経周膜縫合(perineural su-

* Masao KAKIBUCHI，〒663-8501　西宮市武庫川町1-1　兵庫医科大学形成外科，主任教授

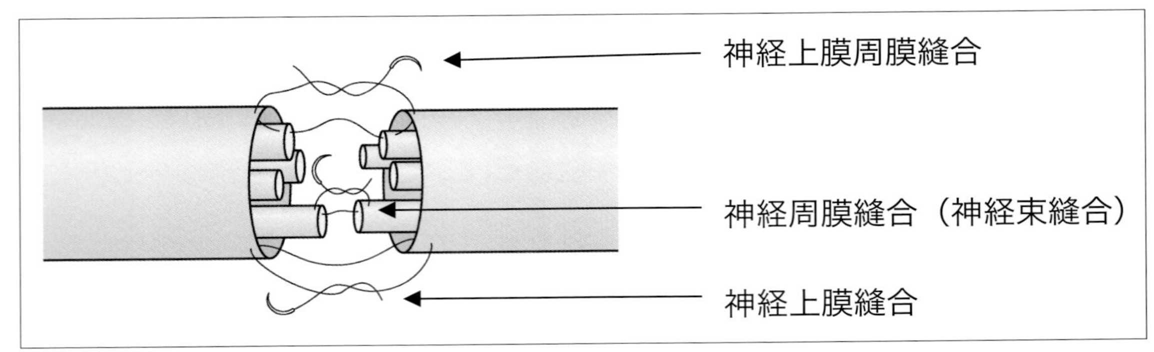

図 1．神経上膜縫合と神経上膜周膜縫合
（橋川和信：【神経修復法：基本知識と実践手技―】Ⅱ神経修復に関わる手術手技．末梢神経縫合：端々縫合と端側縫合．PEPARS．78：16-22，2013．より改変引用）

ture)，神経上膜周膜縫合(epineuro-perineural suture)(図 1)に分類されるほか，縫合される神経の配置によっても，端々縫合，端側縫合，側々縫合などに分類され，複数の神経を束ねてひとつの神経断端に縫合するケーブルグラフトや，神経を直接筋肉に縫合する direct muscular neurotization[1]などと呼ばれる特殊な方法もある．

最も単純な神経縫合は切断された神経の断端を直接縫い合わせる端々縫合であり，同じ口径かつ神経束の分布も同じであるので，それらを一致させるように縫合することで，良好な結果が期待できる．

しかし，実際には修復すべき神経の中枢端および末梢端の状態や神経欠損の長さは様々であるので，挫滅などによって状態の悪い神経断端の新鮮化，外傷や腫瘍切除に伴う直接縫合が難しい神経欠損に対しては神経移植，腕神経叢における引き抜き損傷や中枢性の顔面神経麻痺などでは本来とは別の神経からの軸索再生を目指す神経移行が行われ，前述の様々な神経縫合法が適用される．

神経縫合の基本手技

精度の高い縫合を行うためには顕微鏡下手術が必須である．

1．端々神経縫合

神経内の各神経束をギャップや逸脱なく接合させることが必要である．神経の断端を整えるためには剪刀よりもメスやカミソリが優れ，神経切断器も有用である．過度の緊張や結合織の介在を避けたり，縫合糸による炎症を最小限とするために，8-0 から 10-0 のナイロン糸を用いて，神経周膜縫合であっても神経束内にできるだけ針を入れないように心掛けて，必要最小限の針数に収めることも重要である．

神経欠損のある場合に，静脈などの管腔構造を有した組織や人工神経を介在させることにより，あえてギャップをおいた縫合を行い，前述の神経束同士の不適合を避けたり，neurotropism と称される選択的な神経再生によって過誤支配を軽減したりするという考え方もある．

2．端側神経縫合

端側縫合においては神経の側面を開窓するが，その方法は神経上膜のみを開窓する方法(epineural window)，神経上膜と神経周膜を開窓する方法(perineural window)，神経線維にも切開を加える方法(partial neurotomy)の 3 通りがある．動物実験においては神経上膜を開窓しない端側縫合においても神経再生は起こることが示されているが，臨床に応用する意義はないと思われる．

また，端側神経縫合には，再生軸索の供給源が側面を開窓される神経にある場合と，断端が他の神経の側面に縫合される神経にある場合の 2 通りがあり，それぞれ異なった意義がある．

①軸索の存在する神経の側面を開窓すると，軸索の一部が側面に縫合された神経の断端から侵入していくので，元の神経の機能を損なうことなく，別の神経を再建することが可能となる．開窓する数に制限はないので，側面に縫合された複数の神

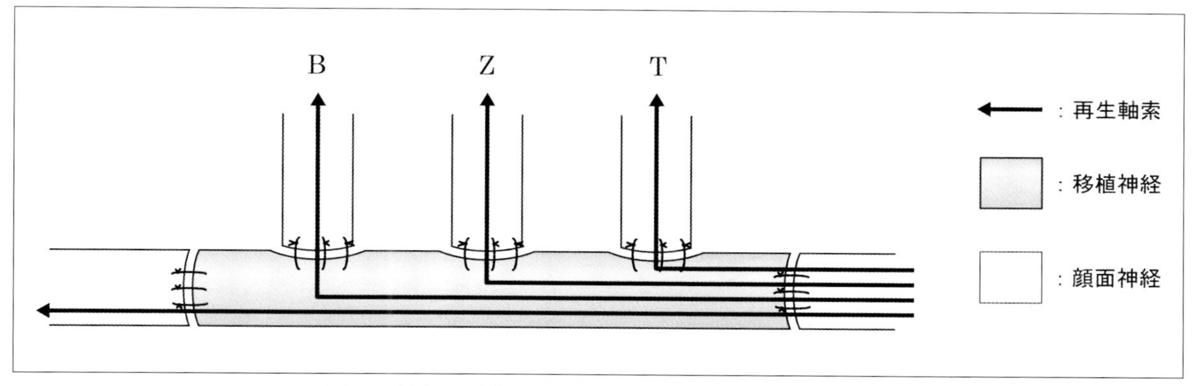

図 2. 軸索の再生した移植神経に対する端側神経縫合
(松田　健，垣淵正男：【顔面神経麻痺の治療 update】Ⅰ 神経再建(即時，早期，不全麻痺)．ループ型神経移植を利用した顔面神経再建．PEPARS．92：7-12，2014．より改変引用)

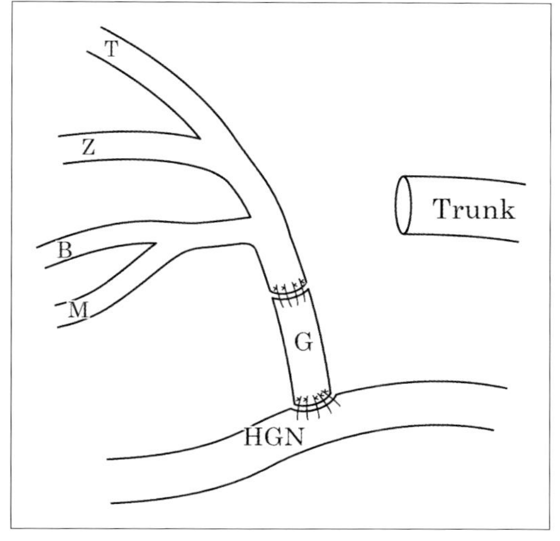

図 3. インターポジショナル・ジャンプグラフト(文献 5 より改変引用)
Trunk：顔面神経本幹，G：移植神経，T：側頭枝，Z：頬筋枝，B：頬枝，M：下顎縁枝

図 4. ループ型神経移植(文献 6 より引用)
Trunk：顔面神経本幹，G：移植神経，T：側頭枝，Z：頬筋枝，B：頬枝，M：下顎縁枝

経再建を同時に行うことができる(図 2)．

中枢端の得られない指神経損傷を近傍の指神経に端側縫合することによって，防御知覚の獲得が得られるが，二点間識別能の回復は不良とされる[2]．

外傷や腫瘍切除によって，正中・橈骨・尺骨神経に，通常の神経縫合や神経移植では修復が難しい欠損が生じた場合に，損傷された神経の末梢断端を他の神経の側面に端側縫合することがあるが，防御知覚の回復に止まるとされる[3,4]．

腕神経損傷における端側神経については，他の縫合法と比較して推奨される結果の報告はない．

顔面神経再建においては，舌下神経の側面に移植神経を端側縫合する「インターポジショナル・ジャンプグラフト」と呼ばれる方法[5](図 3)，顔面神経の本幹の断端に縫合した移植神経の側面に末梢の各分枝の断端を縫合する「ループ型神経移植」と呼ばれる方法[6](図 4)などはこれにあたり，従来の方法の欠点を補って良好な成績が報告されている．

②他の神経の側面に縫合された神経の断端からの軸索再生を用いる方法は，側面を開窓された神経への神経再生を期待する場合である．

顔面神経と舌下神経の双方の側面を開窓して，

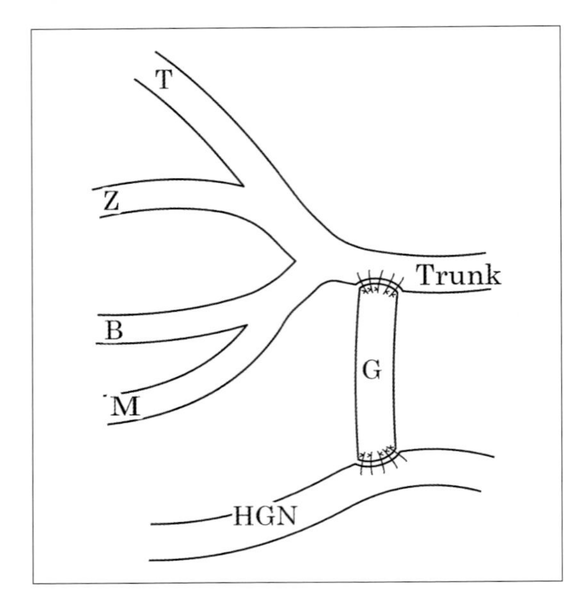

図 5.
顔面神経-舌下神経クロスリンク手術
(文献7より改変引用)
Trunk：顔面神経本幹
G：移植神経
T：側頭枝
Z：頬筋枝
B：頬枝
M：下顎縁枝
HGN：舌下神経

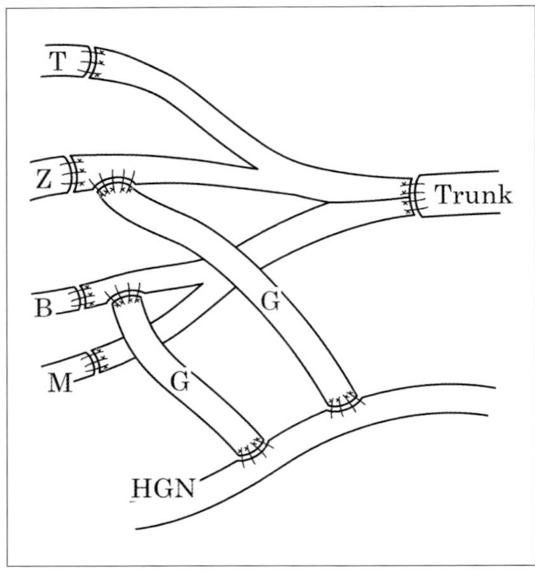

図 6.
ネットワーク型神経再建
(文献8より改変引用)
Trunk：顔面神経本幹
G：移植神経
T：側頭枝
Z：頬筋枝
B：頬枝
M：下顎縁枝
HGN：舌下神経

そこに端側縫合された移植神経で連結する「顔面神経-舌下神経クロスリンク手術」と呼ばれる方法[7](図5)では顔面神経麻痺の後遺症である眼周囲と口周囲の病的共同運動の改善が得られ，顔面神経を舌下神経や対側の顔面神経などと端側縫合を用いた移植神経で連結する「ネットワーク型神経再建」と呼ばれる方法[8](図6)では，完全および不全麻痺症例の治療成績の向上が報告されている．

3．側々神経縫合

端側縫合と同様に神経の側面の神経上膜や神経周膜を開窓して，開窓部同士を縫合する．端側神経縫合と比較すると臨床的な意義は少ないが，四肢の神経損傷に用いた報告では運動および知覚の回復が得られたとされる[9]．

4．Direct muscular neurotization

神経筋接合部が失われたり，見出だせなくなったりした場合に，運動神経の断端を直接筋肉内に埋め込む方法である．古くには顔面神経再建にも用いられた．

近年も四肢の神経再建に用いられ，ある程度の運動機能回復が報告されている．

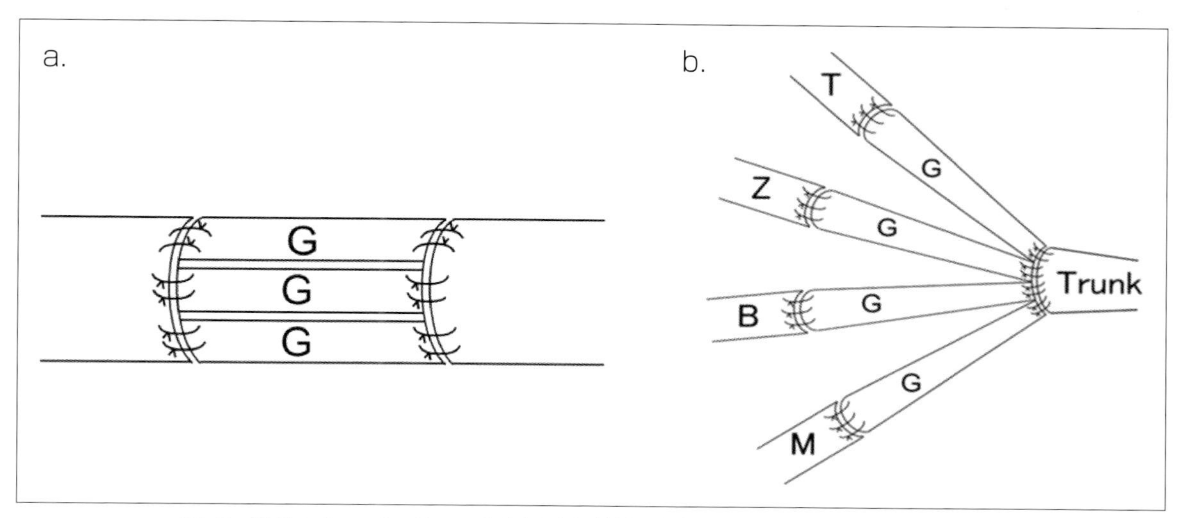

図 7. 通常のケーブルグラフト(a)と顔面神経再建におけるケーブルグラフト(b)
Trunk：顔面神経本幹，G：移植神経，T：側頭枝，Z：頬筋枝，B：頬枝，M：下顎縁枝

神経移植術

神経移植術は外傷や腫瘍切除などに伴う末梢神経の欠損による四肢および頭頸部の運動および知覚障害に対する重要な治療方法のひとつであり，欠損した神経の断端とドナー神経の端々縫合が標準的な手技である．

移植される神経の血行を保つために血管柄付き神経移植や神経弁などの方法が行われることもある．

自家神経移植が標準的な方法であり成績も優れているが，採取部の神経脱落症状や疼痛，瘢痕などの後遺症が問題なる．そのため，それに代わる同種神経や人工神経が既に臨床応用されているが，国内では同種移植は未だ認可されていない．

異種神経についても研究されているが拒絶反応の強さや未知の感染症の危険性などにより同種神経に優る利点は少ないと思われる．

1．神経移植術の適応

神経移植術の適応は，再建すべき神経欠損の長さと手術による機能回復の見込みによる．

欠損した神経の断端を緊張なく縫合できれば神経移植は不要となるが，神経移植部位が最も伸展される肢位，頭位，体位で，縫合される神経を引き寄せてみたり，神経の太さに応じて 8-0 から 10-0 ナイロン糸で無理なく縫い寄せられるか試したりして判断する．

神経移植によって期待される機能回復の程度を予測することは難しい場合もあるが，神経の種類(運動神経か知覚神経か)，麻痺の原因となった疾患，麻痺の程度と期間，神経欠損の長さ，移植床の状態などによって神経再建の術式選択を含めて適応が検討される．

2．神経移植の方法

1 本の神経の欠損に 1 本の神経を移植する方法が最も単純な神経移植である．移植される神経の分枝から再生軸索が外部に伸びていかないように，神経の末梢側と中枢側を反対向きにする Reverse nerve graft という方法がある．

また，移植する神経の分枝を利用してひとつに移植神経で 2 本以上の神経を再建したり，前述のように太い神経の再建に複数の神経を束ねて用いたり(ケーブルグラフト)，端側型神経縫合を用いて複雑な形態の神経再建を行う方法(ループ型神経移植，ネットワーク型神経移植，クロスリンク型神経移植など)がある．

＜ケーブルグラフト＞

基本的な方法は 1 本の太い神経の欠損部にそれよりも細い複数の神経を移植する方法である(図 7-a)．移植用に太い神経が得られない場合もあるが，遊離神経移植の場合に神経の中心部まで組織液が到達せず壊死に陥ることがあるため，この方法が選択される．

顔面神経再建のように，1本の神経が複数の分枝に分かれる場合には，末梢側はそれぞれ端々縫合であるが，中枢側の断端で複数の移植神経を束ねて縫合することになる(図7-b)．

＜端側神経縫合と神経移植を利用した顔面神経再建術＞

A．インターポジショナル・ジャンプグラフト[5]

舌下神経移行術において片側の舌神経を犠牲にすることによる舌の萎縮や運動障害，両側例への適応などの問題を解決するために考案された方法である．部分切開した舌下神経の側面に移植神経を端側縫合する．

B．ループ型神経移植[6]

顔面神経の複数の分枝を再建するために，1本の移植神経の側面を開窓して再建する神経の断端を端側縫合する．従来のケーブルグラフトと同程度の成績が得られるとともに，ケーブルグラフトの欠点も補う方法である．

C．ネットワーク型神経再建[8]

顔面神経本幹，舌下神経，対側顔面神経などの複数の力源と表情筋を支配する顔面神経を移植神経で連結してネットワークを形成することによって，顔面神経の即時再建および陳旧性顔面神経麻痺の治療成績を向上させる方法である．

D．クロスリンク型神経移植[7]

ネットワーク型神経再建の一亜型である．舌下神経と顔面神経の双方の側面の神経上膜を開窓して，その間を移植神経で連結することにより，顔面神経麻痺後遺症である病的共同運動を改善させる方法である．

3．神経移植に用いられる神経

採取による神経脱落症状が許容できる知覚神経が用いられる．

A．自家遊離神経移植

1）頸神経(大耳介神経，頸横神経)

5 cm 程度の長さしか採取できないが，頸部リンパ節郭清術で露出されるので，頭頸部癌切除に伴う神経再建に用いやすい．

また，頸神経叢としての分枝を有するため，複数の神経の再建に用いやすい．

ただし，分枝の仕方や神経の太さが一定ではないために，再建すべき神経欠損に適合しないことも多い．

2）腓腹神経

30 cm 程度の太く長い神経が採取できるため，適応範囲は最も広い．足背の外側部に近く脱失を残すが患者の訴えは少ないことが多い．

3）外側大腿皮神経

大腿の前外側面に知覚鈍麻は不快な愁訴となることがある．

4）前腕内側皮神経

上肢の神経再建において同一肢から採取できるので用いられる．腕神経叢内束から出る．

5）その他の神経

顔面神経再建においては耳介側頭神経，四肢の神経再建においては外側前腕皮神経，浅橈側皮神経，後骨間神経終末枝なども用いられる．

B．血管柄付き神経移植

一般的には遊離神経移植で良好な成績が得られるとされるが，移植床の血行などの条件が悪い場合や術後に放射線照射が予定されている場合などに，遊離または有茎の血管柄付き神経移植が選択されることがある．

神経以外の組織欠損もある再建手術時に，皮弁に含まれる神経を用いる場合もある．

血管柄付き神経移植は通常の神経移植と比較して，神経再生が早いとされ，条件によっては最終的な成績も優れるとされるが，両者に差がない場合も多いとされている．

1）腓腹神経[10]

浅腓腹動脈，腓骨動脈皮枝，後脛骨動脈筋肉穿通枝などを血管茎として採取される．腓骨皮弁とともに採取されることもある．

2）外側大腿皮神経[11]

外側大腿回旋動脈の下行枝を血管柄とするため大腿筋膜や前外側大腿皮弁とともに採取されるこ

とが多い.

3）大腿神経[12]

外側大腿皮神経と同様の方法で採取されるが，外側広筋の運動枝が犠牲となる.

4）深腓骨神経[13]

足背の第一趾間部で第一背側中足動脈やその中枢の足背動脈を血管柄として採取され足背皮弁とともに用いられることもある.

5）島状大耳介神経[14]

顔面神経再建などに対して，後耳介動脈などを含んだ浅筋膜などとともに同一術野から採取される.

6）橈骨神経[15]

前腕において橈骨動脈を血管柄として採取される．最初の遊離血管柄付き神経移植として対側前腕の正中神経の欠損に用いられた.

7）内側前腕皮神経[16]

手部の神経再建などに対して静脈皮弁とともに採取される.

C．神経弁(nerve flap)

神経自体を flap として移植する方法は古くからいくつかの方法があったが，近年，見直される向きもある.

i．二期法：遠隔皮弁と同様に切断した神経を神経欠損部の断端に縫合して，後日，もう片方の断端に移植される神経を縫合する方法である[17].

ii．一期法：神経欠損部位の神経を縦に分割して断端付近を茎として反転する方法である[18].

iii．神経束 turn over 法[19]：神経の栄養血管を温存して神経を縦に分割して反転する方法である.

神経移行術(神経交叉 nerve crossover)

神経移行術は，本来の再生軸索の供給源である中枢側の神経断端が何らかの理由で得られない場合に，他の神経の全体または一部を用いる再建方法であり，腕神経叢麻痺に対する肋間神経移行術や顔面神経麻痺に対する舌下神経移行術などが以前より行われてきた.

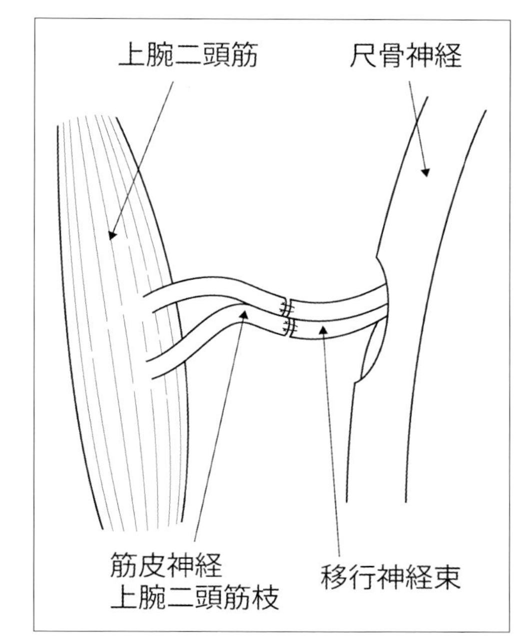

図 8．上位型腕神経叢麻痺に対する尺骨神経部分移行術(文献 20 より改変引用)

神経移行術に用いられる神経の多くは移植筋肉に対する神経再建にも用いられる[21)22)].

1．腕神経叢麻痺における神経移行術

A．副神経移行術

全型および上位型腕神経叢麻痺における肩関節機能再建として，副神経僧帽筋終末枝を肩甲上神経棘上筋枝に移行する.

B．肋間神経移行術

全型および上位型腕神経叢麻痺おける肘関節機能再建として，第 3 から 5 肋間神経を筋皮神経上腕二頭筋枝に移行する.

C．尺骨神経部分移行術[20]

近年，上位型腕神経叢麻痺における筋皮神経上腕二頭筋枝への尺骨神経部分移行術がその低侵襲かつ良好な成績とともに報告され，肘関節機能再建の標準術式となっている(図 8)．神経縫合法は神経束を 1，2 本分離して端々縫合する.

2．顔面神経麻痺における神経移行術

A．対側顔面神経

麻痺側の顔面神経と対側の顔面神経との間に神経移植を行う顔面交叉神経移植も神経移行術の一種と考えられる．この方法は左右独立した動きができないことや，2か所の神経縫合部位における再生軸索の減少，長い待機期間中の表情筋萎縮が進行により，十分な動きが得られないことが多いことが問題となる．

遊離および有茎筋肉移植の力源としても用いられるが，有茎筋肉移植の場合は本来の運動神経に付加する形となる[22]．

B．舌下神経

古くから行われている方法であるが，舌下神経障害や異常共同運動が問題であった．近年，舌下神経を縦に分割する方法や端側神経縫合を用いる方法が考案されて成績が向上した．

C．咬筋神経

良好な神経再生で知られ，遊離筋移植術の力源としても用いられる[23]．

D．副神経

遊離筋移植の力源としても用いられる．

E．その他神経

頸神経ワナ，横隔神経，第7頸神経なども時に用いられる．

まとめ

神経上膜縫合，神経上膜・周膜縫合，神経束縫合などの基本的な神経縫合法に加えて，端側神経縫合などの特殊な神経縫合方法およびそれらを用いた様々な術式の神経移植術および神経移行術について解説した．

参考文献

1) Brunelli, G., et al.：Direct muscular neurotization. J Hand Surg Am. **10**：993-997, 1985.
Summary　Direct muscular neurotization による四肢の機能再建について解説している．

2) Voche, P., et al.：End-to-side neurorrhaphy for defects of palmar sensory digital nerves. Br J Plast Surg. **58**：239-244, 2005.
Summary　外傷による指神経欠損10例に対して，近傍の指神経への端側神経縫合による修復を行い，知覚の回復が得られたとする報告．

3) 斉藤貴徳ほか：再発神経鞘腫切除例における端側吻合を用いた機能再建．末梢神経．**15**：150-152, 2004.
Summary　腫瘍切除による広範な尺骨神経欠損に対して，末梢の断端を神経移植を介して正中神経に端側縫合することにより，機能回復が得られたという報告．

4) Yüksel, F., et al.：Two applications of end-to-side nerve neurorrhaphy in severe upper-extremity nerve injuries. Microsurgery. **24**：363-368, 2004.
Summary　神経移植などで修復が不可能な外傷後の神経欠損に対して，橈骨神経，正中神経，尺骨神経間で端側または側々神経縫合を行って，知覚の回復が得られたとする報告．

5) May, M., et al.：Hypoglossal-facial nerve interpositional-jump graft for facial reanimation without tongue atrophy. Otolaryngol Head Neck Surg. **104**：818-825, 1991.
Summary　顔面神経に対する舌下神経移行術における舌の萎縮を回避するために，神経を部分的に切開した舌下神経に対して端側神経縫合による神経移植を行った最初の報告．

6) Matsuda, K., et al.：End-to-side "loop" graft for total facial nerve reconstruction：Over 10 years experience. J Plast Reconstr Aesthet Surg. **68**：1054-1063, 2015.
Summary　端側神経縫合を用いたループ型神経移植による顔面神経再建術32例をまとめた論文．基本術式および舌下神経移行術，咬筋神経移行術と組み合わせた方法による良好な成績を報告している．

7) 橋川和信ほか：【顔面神経麻痺の後療法】顔面神経麻痺に対する顔面―舌下神経クロスリンク手術と術後リハビリテーション．日マイクロ会誌．**24**：267-274，2011.
Summary　陳旧性顔面神経麻痺による病的共同運動に対して，神経上膜のみを開窓した顔面神経と舌下神経の間に神経移植を20例に行い，術後リハビリテーションを組み合わせることにより改善が得られたと報告している．

8) Yamamoto, Y., et al.：Surgical rehabilitation of reversible facial palsy：facial―hypoglossal network system based on neural signal augmentation/neural supercharge concept. J Plast Reconstr Aesthet Surg. **60**：223-231, 2007.
Summary　端側神経縫合を用いて，顔面神経と舌下神経の両方を力源としたネットワーク型顔面神経再建による顔面神経麻痺に対する治療の報告．

9) Zhang, S., et al.：Side-to-side neurorrhaphy for high-level peripheral nerve injuries. Acta Neurochir (Wien). **154**：527-532, 2012.
Summary　腕神経叢損傷を含む四肢の外傷性神経障害25例に対して，側々神経縫合による修復を行い，知覚および運動機能の回復が得られたとする報告.
10) Doi, K., et al.：The free vascularized sural nerve graft. Microsurgery. **5**：175-184, 1984.
Summary　血管柄付き腓腹神経移植の最初の報告.
11) Iida, T., et al.：Free vascularized lateral femoral cutaneous nerve graft with anterolateral thigh flap for reconstruction of facial nerve defects. J Reconstr Microsurg. **22**：343-348, 2006.
Summary　外側大腿皮神経を前外側大腿皮弁とともに顔面神経の欠損に移植し表情筋の機能回復を得た最初の報告.
12) Koshima, I., et al.：Vascularized femoral nerve graft with anterolateral thigh true perforator flap for massive defects after cancer ablation in the upper arm. J Reconstr Microsurg. **19**：299-302, 2003.
13) Koshima, I., et al.：Free vascularized deep peroneal neurocutaneous flap for repair of digital nerve defect involving severe finger damage. J Hand Surg Am. **16**：227-229, 1991.
14) Koshima, I., et al.：New one-stage nerve pedicle grafting technique using the great auricular nerve for reconstruction of facial nerve defects. J Reconstr Microsurg. **20**：357-361, 2004.
15) Taylor, G. I., et al.：The free vascularized nerve graft. A further experimental and clinical application of microvascular techniques. Plast Reconstr Surg. **57**：413-426, 1976.
Summary　遊離血管柄付き神経移植の最初の報告. 外傷による22cmの正中神経欠損に対して，健側の前腕からの血管柄付き橈骨神経移植による再建を行って生着したとしている.
16) 大成和寛ほか：手指外傷における前腕内側皮神経を用いた血管柄付き神経皮膚移植術　新しい試み. 中四整外会誌. **16**：205-209, 2004.
17) Strange, F. G., et al.：An operation for nerve pedicle grafting；preliminary communication. Br J Surg. **34**：423-425, 1947.
18) 野村　進：末梢神経外科治療の進歩. 外科治療. **24**：323-333, 1971.
19) Koshima, I., et al.：Fascicular turnover flap for nerve gaps. J Plast Reconstr Aesthet Surg. **63**：1008-1014, 2010.
20) Oberlin, C., et al.：Nerve transfer to biceps muscle using a part of ulnar nerve for C5-C6 avulsion of the brachial plexus：anatomical study and report of four cases. J Hand Surg Am. **19**：232-237, 1994.
Summary　現在，上位型腕神経叢麻痺の肘屈曲機能再建の標準術式となっている，筋皮神経上腕二頭筋枝への尺骨神経部分移行術の最初の報告.
21) Doi, K., et al.：Reinnervated free muscle transplantation for extremity reconstruction. Plast Reconstr Surg. **91**(5)：872-883, 1993.
Summary　機能的筋肉移植による四肢の再建の報告.
22) 林　明照ほか：Lengthening temporalis myoplasty (島状側頭筋弁移行術) と顔面交叉神経移植による顔面神経麻痺再建. 形成外科. **52**：1229-1236, 2009.
23) 田中一郎：【顔面神経麻痺の治療 update】神経再建(即時，早期，不全麻痺)　咬筋神経を利用した顔面神経麻痺の再建. PEPARS. **92**：20-27, 2014.

PEPARS No.128：83-90, 2017

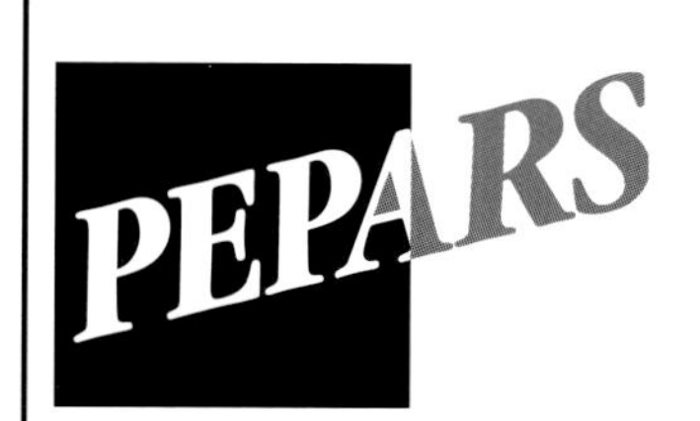

◆特集／Step up！マイクロサージャリー ―血管・リンパ管吻合，神経縫合応用編―

神経再生誘導チューブを用いた神経再建術

村田 景一*

Key Words：人工神経(nerve conduit)，末梢神経損傷(peripheral nerve injury)，神経移植(nerve graft)，マイクロサージャリー(microsurgery)，神経縫合(neurorrhaphy)

Abstract 近年，自家神経移植に代わる神経再生誘導チューブ(人工神経)に関する研究および開発が行われてきた．現在，海外においては数種類の人工神経が使用可能であり，それらの臨床成績の報告も散見される．本邦においても2013年にナーブリッジ®(東洋紡，大阪)の臨床使用が認可された．近年その使用経験についての報告も症例数は少ないが認められる．筆者らも現在までに10例の四肢末梢神経再建にナーブリッジ®を使用してきた．ほとんどの症例で知覚の回復を認め，術前の神経損傷部のTinel's signや末梢への放散痛は著明に回復したが，神経欠損長および移植した人工神経長と知覚回復の関連は不明であった．また筆者らは人工神経内での神経再生に適した環境を作るために，人工神経移植部に有茎血管柄付き脂肪筋膜弁の移植を積極的に行っている．今後，本邦で発売されるであろう他の人工神経を含めて，その適応や成績についてはさらなる症例経験の集積や多施設共同試験での比較調査の結果を待つ必要がある．

はじめに

外傷性末梢神経断裂あるいは腫瘍切除後に生じた比較的大きな神経欠損に対する治療として，自家神経移植を用いた再建術が行われてきた．自家神経移植は患者自身の自家組織であるゆえ，異物反応や免疫反応の心配もなく，組織学的・解剖学的にも末梢神経独自の構造を有する同種組織を用いた神経欠損部の架橋であるため，現在も本外傷における手術的治療法のgold-standardである．しかしながら，自家神経移植の欠点・制限として，採取後のドナーサイトの神経障害の問題があり，採取神経も比較的細い知覚神経(腓腹神経など)に限定され，採取神経長にも制限がある．近年これらの問題点を改善するべく，自家神経移植に代わる神経再生誘導チューブ(人工神経)に対する研究および開発が行われてきた．人工神経による神経欠損部の架橋の概念は1881年にGluckら[1)]により報告された脱石灰化した骨による断裂神経の架橋がその嚆矢であるが，1979年にLundbergら[2)]がラットを用いた実験でシリコンロッド周囲に作成したpseudosynovial tube(チューブ状の滑膜様組織)で末梢神経欠損部を架橋し，その成績を報告したことから医学的関心が大きく高まった．以降，人工神経における素材や形状，付加因子について多くの基礎的研究が行われた．人に対して臨床利用できる人工神経として世界で最初に発売されたのは，1999年に米国でFDA(US Food and Drug Administration)の認可を受けたポリグリコール酸(PGA；Polyglycolic Acid)の神経再生誘導チューブNeurotube® (Synovis Micro Companies Alliance, Birmingham, AL, USA)である．以来，米国からI型コラーゲンの神経再生誘導チューブとしてNeuraGen®(Integra LifeSciences Co, Plainsboro, NJ, USA)，NeuroMatrix®，Neu-

* Keiichi MURATA，〒630-8305 奈良市東紀寺町1-50-1 市立奈良病院四肢外傷センター，センター長

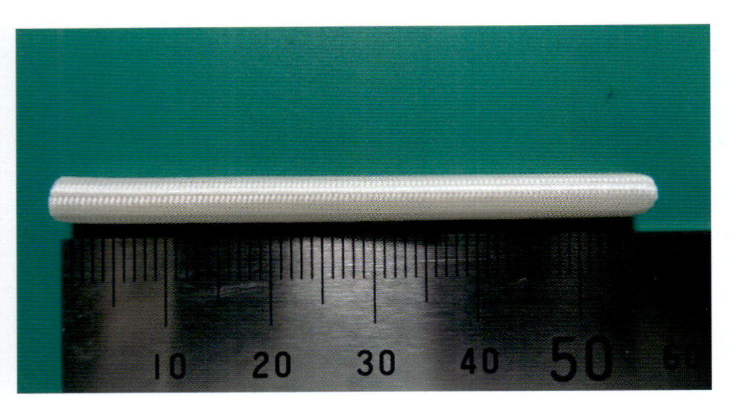

図 1. ナーブリッジ®外観

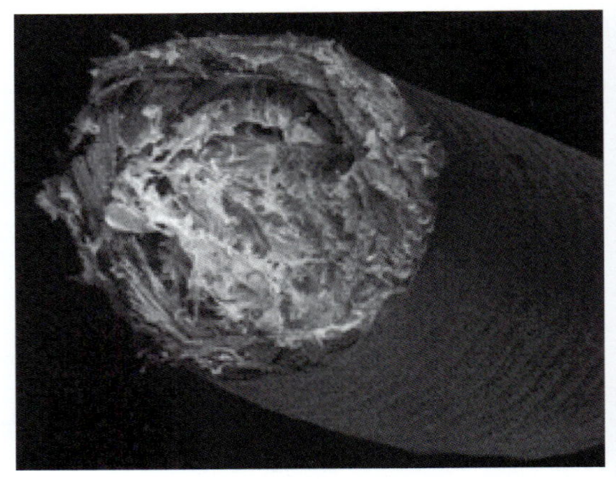
図 2. ナーブリッジ®断面の電子顕微鏡像

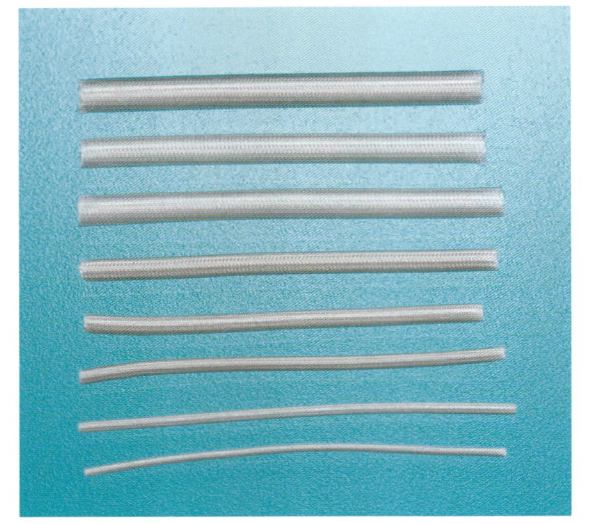
図 3. ナーブリッジ®の 8 種類の内腔サイズ

roflex®(Collagen Matrix Inc., Franklin Lakes, NJ, USA), オランダからポリカプロラクトン(polycaprolactone)の NeuroLac® (Polyganics Inc., Netherlands)などが発売され, 現在は海外においては数種類の人工神経が使用可能であり, それらの臨床成績の報告も散見される[3)~8)]. 本邦においても 2013 年に PGA とコラーゲンからなる神経再生誘導チューブであるナーブリッジ®(東洋紡, 大阪)の臨床使用が認可された. 近年その使用経験についての報告も症例数は少ないが認められる[9)~13)]. ナーブリッジ®は PGA の糸で編んで作成されたチューブの外面をブタ皮膚由来のコラーゲンでコーティングし, 内部にコラーゲンの超微細構造から成るスポンジを充填した構造になっている(図 1, 2). 神経の両断端に連続性を持たせ, 内部のコラーゲンを足場として神経再生を促進し, 生体内では術後約 2~4 か月間で PGA ならびにコラーゲンともに体内で分解・吸収されることが動物を用いた基礎実験で確認されている[14)]. 現在, 本邦にて一般的に使用できる人工神経はナーブリッジ®のみであるため, 我々は末梢神経欠損症例に対して症例を選んでナーブリッジ®を使用してきた. 本稿ではナーブリッジ®を使用した我々の四肢における末梢神経欠損に対する再建術の手技および術後成績を報告するとともに, 人工神経おける現時点での問題点と今後の展望について文献的考察を加えて述べる.

手術手技

1. 神経の断端の処置

外傷性神経断裂や腫瘍切除後の神経欠損において手術用顕微鏡を用いた損傷神経の詳細な観察と損傷神経断端の切除は必須である. この際に中枢および末梢の損傷神経断端を注意深く観察し, 正常な神経束が確認できるまで最小限の神経断端切除を行うことが肝要である.

2. 人工神経のサイズ選択と神経断端の縫合方法

ナーブリッジ®の内腔サイズは最小 0.5 mm から 0.5 mm 間隔で最大 4.0 mm の 8 サイズが用意されている(図 3). 損傷神経の断面の太さに合わせて使用サイズを選択し, 神経断端の外径より若

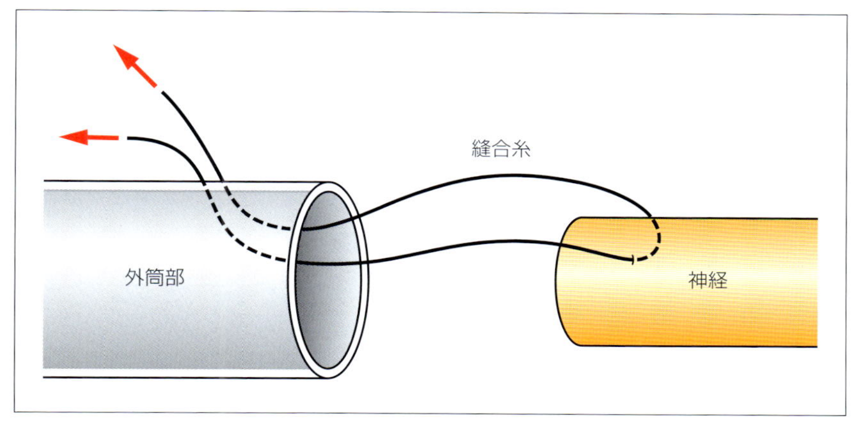

図 4. ナーブリッジ®と切断神経の縫合法

干大きい内径の人工神経を使用する．長さは 50 mm で神経欠損長プラス 5〜10 mm を目安にチューブを適当な長さに切断し使用する．それを生理食塩水に浸し(10〜60 分程度)，軟化させた後に縫合処置に取りかかる．ナーブリッジ®と切断神経の縫合は人工神経の内腔に断端神経を数ミリ引き込むように縫合する(sleeve anastomosis)．具体的にはナーブリッジ®の外側から内側に向けて 9-0 から 10-0 のナイロン糸を内腔に出した後に神経断端の近辺に糸をかけてからナーブリッジ®の内側から外側に出して，はじめに入れた糸と外側で縫合する(図 4)．この縫合を神経断端の両側に 2 か所ずつ行い，神経断端と人工神経を固定する．この際，神経の両断端に過度の緊張がかからないように人工神経の長さを調節することが重要である．神経接合後は人工神経周囲の血行維持，人工神経による皮下への機械的刺激を軽減する目的でできるだけ皮下脂肪弁などを用いて人工神経を被覆するようにする．術後の後療法は修復した局所の軟部組織が落ち着くまでの 2 週間はシーネなどを用いて隣接関節を固定する．その後は局所の過伸展を予防しながら徐々に可動域訓練を進めてゆく．

我々の人工神経による神経再建の使用経験

対象は四肢における外傷性末梢神経断裂 8 例，医原性末梢神経損傷 1 例，神経鞘腫切除後の神経欠損例 1 例の 10 例で，男性 8 例，女性 2 例であった．年齢は 38〜77 歳，平均 56 歳で，再建部位は固有指神経が 4 例，総指神経が 2 例，橈骨神経浅枝が 2 例，深腓骨神経が 1 例，坐骨神経が 1 例であった．医原性神経損傷の 1 例は鏡視下手根管開放術の内視鏡外套挿入時の第 3 総指神経断裂例で，神経縫合術を施行したが神経腫形成および神経癒着を発症したために受傷後 16 か月の時点で人工神経による神経再建を行った．深腓骨神経の症例は同部に発症した神経鞘腫の切除後に患者が再建を希望するも自家神経採取による新たな侵襲を拒否したため人工神経による神経再建を行った．坐骨神経の症例は腓腹神経を用いたケーブルグラフトを施行した際に自家神経が不足した神経束 1 本に対して人工神経移植を併用した．特殊な使用方法として橈骨神経浅枝損傷の 1 例で術中観察にて神経が有連続性の損傷でいわゆる perineural window の状態であったために神経を切断せずに perineural window の開放の後に，太さ 4.0 mm，長さ 40 mm の人工神経を縦に切開して内部のコラーゲンスポンジを除去して神経損傷部位にラッピングした．使用した人工神経長はラッピングに使用した 1 症例を除外すると 10 mm から 40 mm，平均 21 mm，太さは ϕ1.0 mm が 2 例，ϕ1.5 mm が 1 例，ϕ2.0 mm が 3 例，ϕ2.5 mm が 3 例，ϕ4.0 mm が 1 例であった．外傷例の受傷から手術までの期間は 1 週以内が 4 例，2 週〜1 か月以内の症例が 2 例，1 か月〜2 か月が 2 例，6 か月以上が 2 例であった(表 1)．

表 1．症例

症例	年齢	性別	再建神経	原因	ナーブリッジ®の太さ(mm)	長さ(mm)
1	64	男	固有指神経	外傷	1.0	10
2	77	男	固有指神経	外傷	1.0	15
3	64	男	固有指神経	外傷	1.5	20
4	68	男	固有指神経	外傷	2.5	18
5	48	男	総指神経	外傷	2.0	17
6	43	女	総指神経	医原性	2.5	22
7	38	女	橈骨神経浅枝	外傷	2.0	11
8	59	男	橈骨神経浅枝	外傷	4.0	—
9	64	男	深腓骨神経	神経鞘腫切除	2.0	37
10	38	男	坐骨神経	外傷	2.5	40

評　価

評価は術後 3 か月～18 か月，平均 12 か月の最終調査時に行い，知覚回復の程度は Semmes-Weinstein monofilament test(以下，SW 法)，動的 2 点識別覚(以下，m2PD)を用いて評価した．また自覚症状は疼痛 Visual Analog Scale(以下，疼痛 VAS)を用い，最高点 10 点で評価し術前と比較した．また人工神経使用に付随する有害事象の有無についても最終調査時に評価した．

結　果

知覚検査では最終調査時の SW 法は blue 2 例，green 2 例，purple 2 例，red 4 例であり，10 例中 6 例で protective sensation は獲得できていた．m2PD は 4 mm が 2 例，6 mm が 1 例，8 mm が 2 例，10 mm が 2 例，12 mm 以上が 3 例であった．疼痛 VAS は術前 6 から 9，平均 7.5 が最終調査時は 0 から 3，平均 2 に改善していた．人工神経移植部の Tinel's sign についても全例で著明な改善傾向を認めた．人工神経移植に伴う異物反応や人工神経の皮膚への露出などの有害事象の発生は認めなかった．

術後知覚回復の良好であった SW 法が green あるいは blue の 4 例について再建時期，再建部位，神経欠損長を調査した．2 例は受傷後 1 週間以内，2 例は 1 か月以内の手術例で，再建部位は固有指神経が 3 例，橈骨神経浅枝が 1 例であった．神経欠損長は 8～20 mm，平均 13.3 mm であった．また，protective sensation を獲得できなかった SW 法が red の 4 例についても同様に調査すると，1 例は受傷後 1 週間以内，1 例は 1 か月～2 か月，2 例は 6 か月以上の手術例であった．再建部位は固有指神経が 1 例，総指神経が 2 例，坐骨神経が 1 例であった．神経欠損長は 15 mm から 40 mm，平均 23.8 mm であった．また，4 例中 2 例は神経修復術後の神経回復不良例の再手術症例であり，残りの 2 例は軟部組織損傷の合併があり皮弁による軟部組織再建を同時に施行していた．

代表症例

症例 1：68 歳，男性

トタン板で PIP 関節レベルでの切創に対して近医で縫合処置を受けるも知覚障害と疼痛が持続するために当院に紹介受診となった．固有指神経損傷に対して受傷後 1 か月の時点で，断端神経腫切除後に人工神経を用いた再建を行った．神経欠損は PIP 関節を挟んで 15 mm であり，太さ 2.5 mm，長さ 18 mm のナーブリッジ®を用いて再建を行った(図 5)．術後 8 か月の経過観察で神経再建部の圧痛や Tinel's sign は消失し，疼痛 VAS も術前 7 から最終調査時に 2 となった．神経支配領域のしびれ感は残存しており，知覚回復は SW 法で purple，m2PD は 10 mm であった．

症例 2：38 歳，女性

割れた陶器による橈骨神経浅枝損傷で強い疼痛を自覚していた．受傷後 1 か月にて受傷部の再展開を行ったところ，術中所見にて有連続性神経損

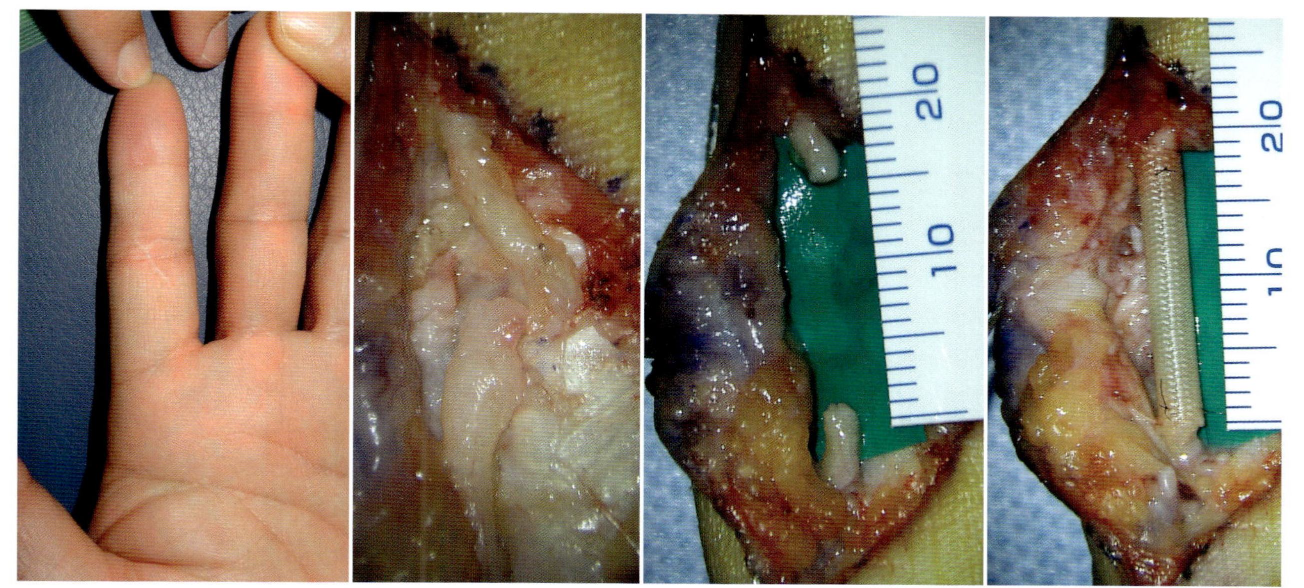

a|b|c|d **図 5**．症例 1：68 歳，男性．トタン板で PIP 関節レベルでの切創による固有指神経断裂
a：皮膚縫合部　b：神経断裂部の神経腫形成　c：神経腫切除後　d：ナーブリッジ®移植後

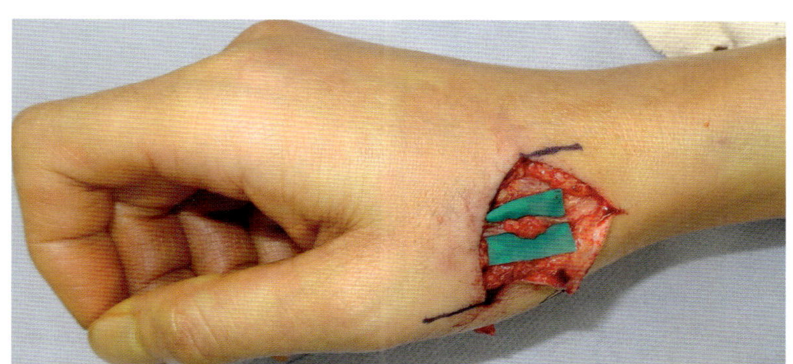

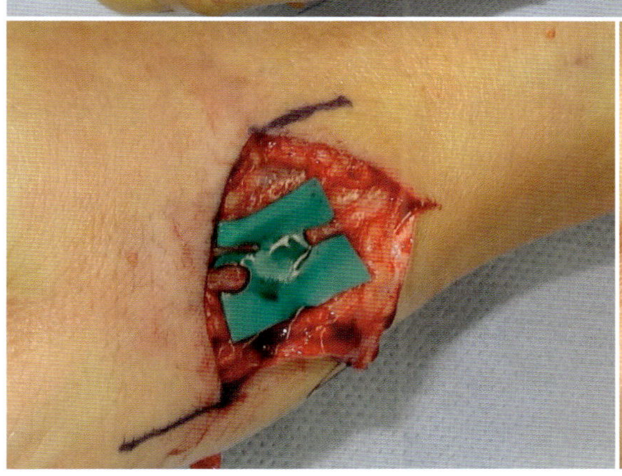

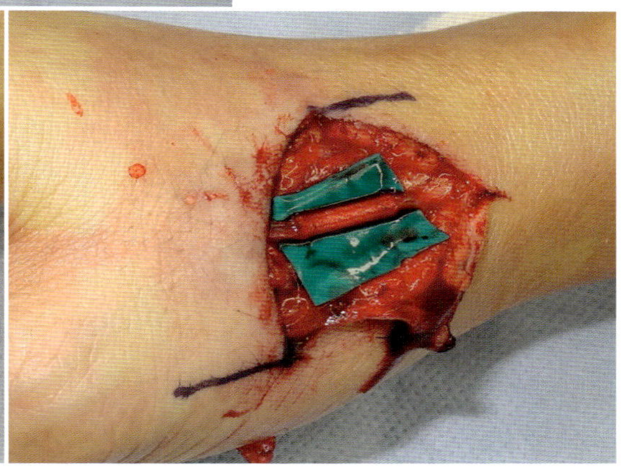

a|b|c

図 6．
症例 2：38 歳，女性
割れた陶器による橈骨神経浅枝損傷
a：有連続性損傷で神経腫形成
b：神経腫を切除
c：ナーブリッジ®移植後

傷で同部に神経腫が形成されていた．神経腫切除後，8 mm の神経欠損に対して太さ 2.0 mm，長さ 11 mm のナーブリッジ®を用いて再建を行った（図 6）．本症例では損傷神経周囲の軟部組織の瘢痕形成が強かったため，有茎血管柄付き脂肪移植を併用した．術後 14 か月の経過観察で神経再建部の圧痛や Tinel's sign は軽減し疼痛 VAS も術前 8 から最終調査時に 1 となった．神経支配領域のしびれ感は残存しているが，知覚回復は SW 法で green，m2PD は 8 mm であった．

考　察

1990年代後半から2000年代になりヒトに使用可能な数種類の人工神経が欧米で発売され，その臨床成績が報告された[3)〜8)]．しかしながらその適応や臨床成績には報告ごとに差違があり，未だ確立した見解はない．初期の報告ではMackinnonら[15)]が3cmまでの欠損を有する指神経の修復にNeurotube®(PGA)を使用し良好な知覚回復を獲得できたことを報告して以来，感覚神経についての人工神経の適応は3cmまでとする論文が多い．しかしながらその後，Weberら[3)]の多施設共同研究にて，指神経損傷例では4mmまでのshort gapであれば従来の端々縫合よりも人工神経(PGA：Neurotube®)を使用した方が良好な知覚回復が得られることが報告された．近年の報告でも，Lohmeyerら[4)]は指神経などの感覚神経における適応について，NeuraGen®(コラーゲン)を用いたprospective randomized controlled studyにて，神経欠損長が10mmより短いものがそれ以上に比べて有意に神経回復が良好であることを報告している．また運動神経や混合神経に対する適応について，Mooreら[6)]は分娩麻痺による腕神経叢損傷，正中神経や尺骨神経の外傷性損傷といった混合神経損傷に対して2〜3cm長のNeuraGen®(コラーゲン)あるいはNeurotube®(PGA)の移植による修復を試み，その臨床成績が不良であることを報告した．また，Boeckstynsら[7)]はprospective randomized controlled studyにおいて正中神経や尺骨神経の修復にNeuraGen®(コラーゲン)を用いたグループと直接縫合したグループの2年後の結果を比較し，知覚回復，運動機能回復ともに有意差を認めないことを報告したが，人工神経を使用した症例はいずれも神経gapが6mm未満で，適応をshort gapに制限すべきであると述べている．これらの結果に鑑みて近年報告されたsystematic reviewやmeta-analysis[16)17)]においても感覚神経，運動神経に関わらずshort gapに限定すべきとの報告が多い．しかしながらこれらの報告は欧米で使用可能な人工神経を使用した臨床結果である．これらはいずれも中空の管腔構造を有しているのに対して，ナーブリッジ®はPGAのメッシュ構造の管腔内をコラーゲンスポンジで充填した構造的特徴を有する．管腔内のコラーゲンスポンジが軸索伸展の足場として有利に作用する可能性があり，Matsumotoら[18)]は同様の構造を有した人工神経を用いたビーグル成犬での動物実験にて80mmの欠損での神経再生を確認し，Nakamuraら[19)]は腓骨神経の15mmの欠損に移植した場合，自家神経移植よりも良好な神経回復が得られたことを報告している．またナーブリッジ®が発売されて以降の臨床報告においても比較的長い感覚神経欠損に使用した場合でも良好な知覚回復が得られたとの報告がある．また1例報告ではあるが，混合神経である正中神経の18mmの欠損に神経を2分割し2本の人工神経を用いて再建した結果，良好な知覚回復を獲得できたとの報告もある[20)]．我々の経験では末梢知覚神経に対して使用した症例では，その成績は比較的gapの大きい(20mm)症例において良好な知覚回復が認められる場合もあれば，gapの小さい(15mm)症例でも知覚回復が悪いものもあり，神経欠損長および移植した人工神経長と知覚回復の関連は不明であった．この要因として受傷から再建までの期間や合併する周囲の軟部組織損傷の程度によって成績が左右される可能性も高い．また混合神経である坐骨神経の神経束1本に人工神経移植を施行した症例では術前の強い受傷部痛および末梢への放散痛は著明に軽減したものの明らかな知覚や筋力の回復は認めていない．今後発売予定のコラーゲンの外筒部の内部にコラーゲン線維束を充填した新しいタイプの人工神経を含めて，本邦で使用可能な人工神経の適応や成績についてはさらなる症例経験の集積や多施設共同試験での比較調査の結果を待つ必要がある．最近，米国では比較的距離の長い神経欠損に対しては人工神経では臨床成績にて限界があるため，化学処理にてされたallograft(decellularized nerve allograft；DCA）の使用が考案され，advance nerve graft（AxoGen, Alachua, FL, USA）も商品として発売され一般使用可能となっている．DCA による神経修復の臨床成績も報告され，その成績は比較的良好とのことである[21][22]．本邦においては現在 DCA は発売されておらず使用はできないが，世界的な神経修復の治療方法の変遷の中で今後の発展が期待されている．

神経修復を行った患者において，直接縫合，自家神経移植を問わず神経縫合部の Tinel's sign や局所の圧痛は患者の日常生活を制限し問題となることが多い．しかしながらナーブリッジ®を用いて神経を再建した場合に神経接合部が人工神経の管腔内にあることもあり，神経再建部の痛みやしびれが少ないことが報告されている[9][10][12]．我々の症例においても全例，術前に認めた神経損傷部の疼痛や局所の Tinel's sign は人工神経移植後には著明に改善傾向を示していた．今回我々の経験した症例のうち 1 例で特殊な使用方法として橈骨神経浅枝の有連続性神経損傷に対して神経を切断せずに perineural window の開放の後に人工神経を用いて神経損傷部位にラッピングした．この症例においても術前存在した母指背側への放散痛と神経損傷部の Tinel's sign は人工神経手術後に著明に改善した．本症例のような末梢神経の有連続損傷や神経の周囲組織への癒着を有する症例では神経剥離や自家神経移植などの治療を行っても Complex Regional Pain Syndrome（CRPS）type 2 の発症が危惧される．Inada ら[23]は CRPS type 2 の治療に PGA コラーゲンチューブを用いて良好な成績を報告しており，このような症例に対しても CRPS 発症予防の観点からも有効な治療法となる可能性がある．

また我々は人工神経を用いた神経再建を行う際に，周囲の脂肪組織や脂肪筋膜組織を血行が温存した状態で移動して移植した人工神経を被覆するように心掛けている．これは既に稲田ら[24]が「再生の場の理論」として「人工神経が末梢神経断端の自己再生能力に依存しているため，再生に適した環境（再生の場）を作り出すことが重要である」と報告しているように人工神経の再生に必要な血流や組織液が人工神経の外部から管腔内の神経再生部位へ移行するのを助けるのに非常に重要な手技であると考えている．また PGA チューブは比較的柔軟性に乏しいため，海外では関節部で皮膚を穿破して露出したという報告[25]もあり，これを予防する目的でも軟部組織での人工神経の被覆は有用であろう．さらに術後 3 か月程度で人工神経が分解吸収された後に神経接合部が皮下に癒着するのを防ぐなどの目的でも本操作は可能な限り施行すべきであると考えている．

まとめ

本稿では人工神経における歴史的経緯と現状，そしてナーブリッジ®を使用した我々の四肢末梢神経欠損再建術を報告し，人工神経における現時点での問題点と今後の展望について言及した．現時点では本邦における人工神経を用いた神経再建は，その適応，治療成績において確立されているとは言い難く，今後発売予定のコラーゲンの外筒部の内部にコラーゲン線維束を充填した新しいタイプの人工神経を含めて，更なる症例経験の集積や多施設共同試験での比較調査の結果を待つ必要がある．

参考文献

1）Gluck, T.：Ueber Transplantation, Regeneration und entzündliche Neubildung. Berliner Klinische Wochenschrift. **18**：554-557, 1881.
2）Lundborg, G., et al.：Regeneration of peripheral nerve through a performed tissue space. Preliminary observations on the reorganization of regenerating nerve fibers and perineurium. Brain Res. **178**：573-576, 1979.
Summary　Tubulization による神経再生を動物実験で証明した歴史的論文.
3）Weber, R. A., et al.：A randomized prospective study of polyglycolic acid conduits for digital nerve reconstruction in humans. Plast Reconstr Surg. **106**：1036-1045, 2000.

4) Lohmeyer, J. A., et al.：Prospective clinical study on digital nerve repair with collagen nerve conduits and review of literature. J Reconstr Microsurg. **30**(4)：227-234, 2014.
5) Meek, M. F., et al.：Recovery of two-point discrimination function after digital nerve repair in the hand using resorbable FDA-and CE-approved nerve conduits. J Plast Reconstr Aesthet Surg. **66**：1307-1315, 2013.
6) Moore, A. M., et al.：Limitations of conduits in peripheral nerve repairs. Hand(NY). **4**：180-186, 2009.
7) Boeckstyns, M. E., et al.：Collagen conduit versus microsurgical neurorrhaphy：2-year follow-up of a prospective blinded clinical and electrophysiological multicenter randomized controlled trial. J Hand Surg Am. **38**：2405-2411, 2013.
8) Chiriac, S., et al.：Experience of using the bioresorbable copolyester poly(DL-lactide-epsilon-caprolactone) nerve conduit guide Neurolac™ for nerve repair in peripheral nerve defects：report on a series of 28 lesions. J Hand Surg Eur. **37**：342-349, 2012.
9) 星野秀士ほか：当科における神経再生誘導チューブ RNTC06 の臨床試験成績．日手会誌．**29**：58-61, 2012.
10) 中島英親：神経再生誘導チューブ(ナーブリッジ®)の臨床応用．医学のあゆみ．**255**(4)：291-296, 2015.
11) 松末武雄ほか：指引き抜き切断再接着術における神経再生誘導チューブ(ナーブリッジ®)の有効性と適応の限界．日手会誌．**32**：241-246, 2015.
12) 小川　光ほか：神経再生誘導チューブ(ナーブリッジ)の使用経験．整形外科と災害外科．**64**(3)：52-54, 2015.
13) 犬飼智雄ほか：人工神経により指神経再建を行った4例の治療経験．中部整災誌．**59**：1105-1106, 2016.
14) 伊藤忠雄ほか：人工神経ガイドチューブの腹腔内における分解・吸収性に関する検討．Inflammation and Regenerarion．**23**(5)：275-278, 2003.
15) Mackinnon, S. E., et al.：Clinical nerve reconstruction with a bioabsorbable polyglycolic acid tube. Plast Reconstr Surg. **85**(3)：419-424, 1990.
16) Safa, B., et al.：Conduits and processed nerve allografts. Hand Clin. **32**(2)：127-140, 2016.
Summary　海外における nerve conduit, decellularized nerve allograft に対する systematic review で，非常に詳しい内容．
17) Rbia, N., et al.：The role of nerve graft substitutes in motor and mixed motor/sensory peripheral nerve injuries. J Hand Surg Am. **42**(5)：367-377, 2017.
Summary　海外における運動神経・混合神経に対する nerve conduit の使用報告の review．非常にわかり易くまとまった内容．
18) Matsumoto, K., et al.：Peripheral nerve regeneration across an 80-mm gap bridged by a polyglycolic acid(PGA)-collagen tube filled with laminin-coated collagen fibers：a histological and electrophysiological evaluation of regenerated nerves. Brain Res. **868**(2)：315-328, 2000.
19) Nakamura, T., et al.：Experimental study on the regeneration of peripheral nerve gaps through a polyglycolic acid-collagen (PGA-collagen) tube. Brain Res. **1027**(1-2)：18-29, 2004.
20) 関　征央ほか：神経再生誘導チューブにより再建した正中神経縫合術後再断裂の1例　Preliminary Report(第1報)．聖マリアンナ医大誌．**42**(3)：149-155, 2014.
21) Cho, M. S., et al.：Functional outcome following nerve repair in the upper extremity using processed nerve allograft. J Hand Surg Am. **37**：2340-2349, 2012.
22) Rinker, B. D., et al.：Outcomes of short-gap sensory nerve injuries reconstructed with processed nerve allografts from a multicenter registry study. J Reconstr Microsurg. **31**：384-390, 2015.
23) Inada, Y., et al.：Surgical relief of causalgia with an artificial nerve guide tube：Successful surgical treatment of causalgia(complex regional pain syndrome type Ⅱ) by in situ tissue engineering with a polyglycolic acid-collagen tube. Pain. **17**：251-258. 2005.
Summary　本邦における人工神経の先駆的臨床使用の論文．治療困難な CRPS type 2 に対する外科的治療の可能性を示した．
24) 稲田有史ほか：神経障害性疼痛に対する最新治療．神経障害性疼痛に対する生体内再生治療法．医学のあゆみ．**247**(4)：350-356, 2013.
25) Duncan, S. F., et al.：Extrusion of a NeuroTube：A Case Report. Ochsner J. **15**(2)：191-192, 2015.

第47回日本創傷治癒学会(同時開催：第12回瘢痕・ケロイド治療研究会)

テーマ：A new, borderless approach to wound healing
多職種の力を一つに～キズを早く綺麗に治す～

会　長：鈴木茂彦(京都大学大学院医学研究科形成外科学，教授)

会　期：2017年(平成29年)11月27日(月)～28日(火)

会　場：メルパルク京都
〒600-8216　京都市下京区東洞院通七条下ル東塩小路町676番13
TEL：075-352-7444(代)

主なプログラム(予定)：
特別講演，教育講演，シンポジウム，パネルディスカッション，一般演題(口演・ポスター)，ランチョンセミナー，イブニングセミナー，機器展示
詳細は本学会ホームページ(http://convention.jtbcom.co.jp/jswhjsw2017/)をご覧ください．

会　費(当日登録のみ)

参加区分	登録費
医師・研究者・企業・教員	￥12,000
看護師・医療スタッフ・学生	￥8,000
瘢痕・ケロイド治療研究会(共通参加)	￥1,000
瘢痕・ケロイド治療研究会(単独参加)	￥3,000

主　催：京都大学大学院医学研究科形成外科学
〒606-8507　京都市左京区聖護院川原町54
TEL：075-751-3613　　FAX：075-751-4340

問い合わせ先(事務局)：
第47回日本創傷治癒学会　同時開催：第12回瘢痕・ケロイド治療研究会　運営事務局
株式会社JTBコミュニケーションデザイン ミーティング＆コンベンション事業部内
〒530-0001　大阪市北区梅田3-3-10 梅田ダイビル4階
TEL：06-6348-1391　　FAX：06-6456-4105
E-mail：jswhjsw2017@jtbcom.co.jp

FAX による注文・住所変更届け

改定：2015 年 1 月

毎度ご購読いただきましてありがとうございます．
読者の皆様方に小社の本をより確実にお届けさせていただくために，FAX でのご注文・住所変更届けを受けつけております．この機会に是非ご利用ください．

◇ご利用方法

FAX 専用注文書・住所変更届けは，そのまま切り離して FAX 用紙としてご利用ください．また，注文の場合手続き終了後，ご購入商品と郵便振替用紙を同封してお送りいたします．**代金が 5,000 円をこえる場合，代金引換便とさせて頂きます**．その他，申し込み・変更届けの方法は電話，郵便はがきも同様です．

◇代金引換について

本の代金が 5,000 円をこえる場合，代金引換とさせて頂きます．配達員が商品をお届けした際に，現金またはクレジットカード・デビットカードにて代金を配達員にお支払い下さい(本の代金＋消費税＋送料)．(※年間定期購読と同時に 5,000 円をこえるご注文を頂いた場合は代金引換とはなりません．郵便振替用紙を同封して発送いたします．代金後払いという形になります．送料は定期購読を含むご注文の場合は頂きません)

◇年間定期購読のお申し込みについて

年間定期購読は，1 年分を前金で頂いておりますため，代金引換とはなりません．郵便振替用紙を本と同封または別送いたします．送料無料，また何月号からでもお申込み頂けます．
毎年末，次年度定期購読のご案内をお送りいたしますので，定期購読更新のお手間が非常に少なく済みます．

◇住所変更届けについて

年間購読をお申し込みされております方は，その期間中お届け先が変更します際，必ずご連絡下さいますようよろしくお願い致します．

◇取消，変更について

取消，変更につきましては，お早めに FAX，お電話でお知らせ下さい．
返品は，原則として受けつけておりませんが，返品の場合の郵送料はお客様負担とさせていただきます．その際は必ず小社へご連絡ください．

◇ご送本について

ご送本につきましては，ご注文がありましてから約 1 週間前後とみていただきたいと思います．お急ぎの方は，ご注文の際にその旨をご記入ください．至急送らせていただきます．2〜3 日でお手元に届くように手配いたします．

◇個人情報の利用目的

お客様から収集させていただいた個人情報，ご注文情報は本サービスを提供する目的(本の発送，ご注文内容の確認，問い合わせに対しての回答等)以外には利用することはございません．

その他，ご不明な点は小社までご連絡ください．

株式会社 全日本病院出版会
〒113-0033 東京都文京区本郷 3-16-4-7 F
電話 03(5689)5989　FAX03(5689)8030　郵便振替口座 00160-9-58753

FAX 専用注文書 形成・皮膚 1707

年　月　日

○印	PEPARS	定価(税込)	冊数
	2017 年 1 月～12 月定期購読(No. 121～132；年間 12 冊)(送料弊社負担)	41,256 円	
	PEPARS No. 123 実践！よくわかる縫合の基本講座 増大号	5,616 円	
	PEPARS No. 111 形成外科領域におけるレーザー・光・高周波治療 増大号	5,400 円	
	PEPARS No. 100 皮膚外科のための皮膚軟部腫瘍診断の基礎 臨時増大号	5,400 円	
	バックナンバー(号数と冊数をご記入ください) No.		

○印	Monthly Book Derma.	定価(税込)	冊数
	2017 年 1 月～12 月定期購読(No. 252～264；年間 13 冊)(送料弊社負担)	40,932 円	
	MB Derma. No. 255 皮膚科治療薬処方ガイド—年齢・病態に応じた薬の使い方— 増刊号	6,048 円	
	MB Derma. No. 249 こんなとき困らない 皮膚科救急マニュアル 増大号	5,184 円	
	MB Derma. No. 242 皮膚科で診る感染症のすべて 増刊号	5,832 円	
	バックナンバー(号数と冊数をご記入ください) No.		

○印	瘢痕・ケロイド治療ジャーナル
	バックナンバー(号数と冊数をご記入ください) No.

○印	書籍	定価(税込)	冊数
	Non-Surgical 美容医療超実践講座 新刊	15,120 円	
	ここからスタート！睡眠医療を知る—睡眠認定医の考え方— 新刊	4,860 円	
	Mobile Bearing の実際—40 年目を迎える LCS を通して— 新刊	4,860 円	
	髄内釘による骨接合術—全テクニック公開，初心者からエキスパートまで— 新刊	10,800 円	
	カラーアトラス 爪の診療実践ガイド	7,776 円	
	そこが知りたい 達人が伝授する日常皮膚診療の極意と裏ワザ	12,960 円	
	創傷治癒コンセンサスドキュメント—手術手技から周術期管理まで—	4,320 円	
	複合性局所疼痛症候群(CRPS)をもっと知ろう	4,860 円	
	カラーアトラス 乳房外 Paget 病—その素顔—	9,720 円	
	スキルアップ！ニキビ治療実践マニュアル	5,616 円	

○	書 名	定価	冊数	○	書 名	定価	冊数
	実践アトラス 美容外科注入治療	8,100 円			超アトラス眼瞼手術	10,584 円	
	見落とさない！見間違えない！この皮膚病変	6,480 円			イチからはじめる 美容医療機器の理論と実践	6,480 円	
	図説 実践手の外科治療	8,640 円			アトラスきずのきれいな治し方 改訂第二版	5,400 円	
	使える皮弁術 上巻	12,960 円			使える皮弁術 下巻	12,960 円	
	匠に学ぶ皮膚科外用療法	7,020 円			腋臭症・多汗症治療実践マニュアル	5,832 円	
	多血小板血漿(PRP)療法入門	4,860 円			目で見る口唇裂手術	4,860 円	

お名前	フリガナ ㊞	診療科
ご送付先	〒　－ □自宅　□お勤め先	
電話番号		□自宅 □お勤め先

バックナンバー・書籍合計 5,000 円以上のご注文は代金引換発送になります

—お問い合わせ先—
㈱全日本病院出版会営業部
電話 03(5689)5989

FAX 03(5689)8030

全日本病院出版会行
FAX 03-5689-8030

年　　月　　日

住所変更届け

お名前	フリガナ
お客様番号	毎回お送りしています封筒のお名前の右上に印字されております８ケタの番号をご記入下さい。
新お届け先	〒　　　　都道府県
新電話番号	（　　　　）
変更日付	年　　月　　日より　　　　月号より
旧お届け先	〒

※ 年間購読を注文されております雑誌・書籍名に✓を付けて下さい。

- □ Monthly Book Orthopaedics（月刊誌）
- □ Monthly Book Derma.（月刊誌）
- □ 整形外科最小侵襲手術ジャーナル（季刊誌）
- □ Monthly Book Medical Rehabilitation（月刊誌）
- □ Monthly Book ENTONI（月刊誌）
- □ PEPARS（月刊誌）
- □ Monthly Book OCULISTA（月刊誌）

FAX 03-5689-8030
全日本病院出版会行

PEPARS

2007年

No. 14 縫合の基本手技 増大号
編集／山本有平

2011年

No. 51 眼瞼の退行性疾患に対する眼形成外科手術 増大号
編集／村上正洋・矢部比呂夫

2012年

No. 61 救急で扱う顔面外傷治療マニュアル
編集／久徳茂雄
No. 62 外来で役立つ にきび治療マニュアル
編集／山下理絵
No. 71 血管腫・血管奇形治療マニュアル
編集／佐々木 了

2013年

No. 75 ここが知りたい！顔面の Rejuvenation
—患者さんからの希望を中心に— 増大号
編集／新橋 武
No. 76 Oncoplastic Skin Surgery
—私ならこう治す！
編集／山本有平
No. 77 脂肪注入術と合併症
編集／市田正成
No. 78 神経修復法—基本知識と実践手技—
編集／柏 克彦
No. 79 褥瘡の治療 実践マニュアル
編集／梶川明義
No. 80 マイクロサージャリーにおける合併症とその対策
編集／関堂 充
No. 81 フィラーの正しい使い方と合併症への対応
編集／征矢野進一
No. 82 創傷治療マニュアル
編集／松崎恭一
No. 83 形成外科における手術スケジュール
—エキスパートの周術期管理—
編集／中川雅裕
No. 84 乳房再建術 update
編集／酒井成身

2014年

No. 85 糖尿病性足潰瘍の局所治療の実践
編集／寺師浩人
No. 86 爪—おさえておきたい治療のコツ—
編集／黒川正人
No. 87 眼瞼の美容外科 手術手技アトラス 増大号
編集／野平久仁彦
No. 88 コツがわかる！形成外科の基本手技
—後期臨床研修医・外科系医師のために—
編集／上田晃一
No. 89 口唇裂初回手術
—最近の術式とその中期的結果—
編集／杠 俊介
No. 90 顔面の軟部組織損傷治療のコツ
編集／江口智明
No. 91 イチから始める手外科基本手技
編集／高見昌司
No. 92 顔面神経麻痺の治療 update
編集／田中一郎
No. 93 皮弁による難治性潰瘍の治療
編集／亀井 譲
No. 94 露出部深達性熱傷・後遺症の手術適応と治療法
編集／横尾和久
No. 95 有茎穿通枝皮弁による四肢の再建
編集／光嶋 勲
No. 96 口蓋裂の初回手術マニュアル
—コツと工夫—
編集／土佐泰祥

2015年

No. 97 陰圧閉鎖療法の理論と実際
編集／清川兼輔
No. 98 臨床に役立つ 毛髪治療 update
編集／武田 啓
No. 99 美容外科・抗加齢医療
—基本から最先端まで— 増大号
編集／百束比古
No. 100 皮膚外科のための皮膚軟部腫瘍診断の基礎 臨時増大号
編集／林 礼人
No. 101 大腿部から採取できる皮弁による再建
編集／大西 清
No. 102 小児の頭頚部メラニン系あざ治療のストラテジー
編集／渡邊彰二
No. 103 手足の先天異常はこう治療する
編集／福本恵三
No. 104 これを読めばすべてがわかる！骨移植
編集／上田晃一
No. 105 鼻の美容外科
編集／菅原康志
No. 106 thin flap の整容的再建
編集／村上隆一
No. 107 切断指再接着術マニュアル
編集／長谷川健二郎

各号定価 3,000 円＋税．ただし，増大号のため No. 14, 37, 51, 75, 87, 99, 100, 111 は定価 5,000 円＋税，No. 123 は 5,200 円＋税．
在庫僅少品もございます．品切の場合はご容赦ください．

(2017 年 8 月現在)

本頁に掲載されていないバックナンバーにつきましては，弊社ホームページ(http://www.zenniti.com)をご覧下さい．

次号予告

感染症をもっと知ろう！
―外科系医師のために―

No. 129（2017年9月号）

編集／日本医科大学教授　小川　令

No. 128　編集企画：
稲川喜一　川崎医科大学教授

PEPARS　No. 128

2017年8月10日発行（毎月1回10日発行）
定価は表紙に表示してあります.
Printed in Japan

発行者　末　定　広　光
発行所　株式会社　**全日本病院出版会**
〒113-0033 東京都文京区本郷3丁目16番4号
電話（03）5689-5989　Fax（03）5689-8030
郵便振替口座 00160-9-58753

印刷・製本　三報社印刷株式会社　電話（03）3637-0005
広告取扱店　㈾日本医学広告社　電話（03）5226-2791